中山名中医传承系列丛书

# 香山医学流派
# 医论医案选

黄建龙　主　编

全国百佳图书出版单位
中国中医药出版社

**图书在版编目（CIP）数据**

香山医学流派医论医案选 / 黄建龙主编 . -- 北京：
中国中医药出版社，2025.2. --（中山名中医传承系列
丛书）.

ISBN 978-7-5132-9306-8

Ⅰ. R-092；R249.7

中国国家版本馆 CIP 数据核字第 2025931J45 号

---

**中国中医药出版社出版**

北京经济技术开发区科创十三街 31 号院二区 8 号楼
邮政编码　100176
传真　010-64405721
北京盛通印刷股份有限公司印刷
各地新华书店经销

开本 710×1000　1/16　印张 15.5　字数 226 千字
2025 年 2 月第 1 版　2025 年 2 月第 1 次印刷
书号　ISBN 978-7-5132-9306-8

定价　89.00 元
网址　www.cptcm.com

服 务 热 线　010-64405510
购 书 热 线　010-89535836
维 权 打 假　010-64405753

微信服务号　zgzyycbs
微商城网址　https://kdt.im/LIdUGr
官 方 微 博　http://e.weibo.com/cptcm
天猫旗舰店网址　https://zgzyycbs.tmall.com

如有印装质量问题请与本社出版部联系（010-64405510）

李　新　　李大刚　　李少华　　李晓岚
吴　微　　吴宇峰　　吴郁锐　　吴宗艺
张志强　　张振山　　陈　亮　　陈焕洲
陈彭梦影　陈惠冰　　陈新涌　　陈嘉怡
陈熙洋　　林　帅　　林葆睿　　周丹丹
周兴茂　　郑雨中　　郑思睿　　郑晓明
郑晓熙　　郑景陆　　洪慧斯　　徐　娟
栾非凡　　高　恒　　桑莉莉　　黄　杏
黄子奇　　曹振文　　曹浩坤　　韩永继
潘　敏　　潘紫莹

# 编写说明

中医药学，源远流长，博大精深，为中华民族的健康事业作出了巨大贡献。中山市作为岭南医药文化的重要发祥地，中医药文化底蕴深厚，历代名医辈出。民国时期，中山市已有刘蔚楚、程祖培、余子修、周伯姚、缪章宏、李尘等名医享誉四方，当代则涌现出李旭、何训昌、苏培基、缪灿铭等国家级名中医，以及蔡木杨、林棉、李燕林、缪英年、赖海标、李乐愚、杨楠等省级名中医，还有李亮、高大伟等市级名中医，他们共同为中医药的传承与发展注入了不竭的动力。

近年来，随着国家对中医药事业的高度重视与扶持，中山市积极响应，深入推进中医药传承创新发展示范试点项目。中山市中医院在此背景下，勇担重任，成功获批31个多层次中医药师承工作室建设项目，旨在通过名中医药专家的学术传承，推动中医药事业的蓬勃发展。

经过不懈努力，这些工作室已取得了显著成果。20位名中医及工作室以深厚的学术造诣和丰富的临床经验，撰写了一系列高质量学术专著。这些专著中，有名中医从医60年，退休后历经20余年撰写的手稿，凝聚了其毕生心血与智慧；有对中医经典的新释，深入挖掘经典医籍精髓；有理论探讨，阐述中医药的独特魅力；有医案分析，记录临床实践的宝贵经验；有名方验方集萃，传承中医药的实用疗效；还有心得体会，分享名中医的学术感悟与人生智慧。为将这些宝贵财富传承下去，我们特将这些专著纳入中山市"国家中医药传承创新发展示范试点市"防治康系列丛书，命名为《中山名中医传承系列丛书》。

本套丛书覆盖中医内科学、中医全科学、中医外科学、中医骨伤学、老年病学等多个学科领域和中医教育，每册均凝聚了名中医的学术精华——临床经验及学术思想。著作内容结合现代临床实际，提出独到见解与治疗方法。有的图书还配有图片，有助于读者直观理解。

在编纂过程中，我们坚持精益求精，严格审核校对，确保内容准确、表述清晰、格式规范。装帧设计兼具学术价值与艺术美感，旨在为读者提供优质的阅读体验。

展望未来，《中山名中医传承系列丛书》将成为中医药工作者学习交流的重要参考书籍，进一步推动中医药学术的传承与创新。我们期待更多中医药专家加入，共同为中医药事业的发展贡献力量。

衷心感谢参与本套丛书编纂和出版工作的同仁们，是你们的辛勤付出，使这一力作得以问世。愿本套丛书能为中医药文化传承与发展作出更大的贡献！

《中山名中医传承系列丛书》编委会
2025年1月

# 前　言

　　自《黄帝内经》（以下简称《内经》）问世以来，中医之学犹如璀璨星辰，照亮了人类探索生命奥秘与维护健康的征途。《伤寒论》之六经辨证，以三阴三阳为纲，细剖外感病之传变规律；温病学则深入三焦与卫气营血之研究，精准辨析温热病之病理机制。此二者，犹如中医理论之双璧，共同构建了完整的中医诊断、疾病治疗的实践体系。后世医家，承前启后，无论面对外感之风寒暑湿燥火，还是内伤诸疾，以祛邪为首要之务，以脏腑经络为框架，以气血津液为细目，明辨正邪盛衰，灵活运用攻补之法，以达治病求本之境。

　　我自幼酷爱岐黄之术，习医近30载，沉浸经典之中，研读百十有余，更有幸师从梁剑波、刘茂才、岑泽波等数十位名医大家，然学海无涯，医道精深，困惑与挑战常伴左右。昔日身为医者，治病救人，每有心得，皆感喜悦。而今，同时肩挑师道之任，传道授业，却常怀敬畏之心，恐一言之失，误人子弟，影响深远。

　　值此中医医师规范化培训方兴未艾之际，我在繁忙的教学管理与授课之余，深思如何更有效地培育当代中医人才。观今人医案，虽不乏精彩之作，然多局限于个案之效验，缺乏系统归纳与理论提升，对于初涉杏林、渴求真知的后学者而言，难以全面把握中医临床之精髓。

　　本书首先介绍了香山医学流派的形成背景、学术特点、代表人物，精心挑选李旭及李旭名中医工作室成员黄建龙等的医论（上篇第二到第五章为李旭先生医论），其余部分为香山医学流派学术传承工作室指导老师和成员们近30年临床所集医论及医案，汇编成册，名曰《香山医学流派医论医案选》。本书旨在通过真实、生动的临床案例，展现中医诊疗的全貌，使学习者能够跨越理论与实践的鸿沟，直观感受中医思维的魅力与临床应用的灵活性。

本书医案的选择遵循以下几点：

一、典型性与代表性

疾病种类：选取的医案覆盖了中医内科常见的多种疾病类型，如心血管疾病、呼吸系统疾病、消化系统疾病等，以确保医案的广泛性和全面性。

诊疗过程：优先选择那些诊疗过程清晰、治疗思路明确、疗效显著的医案。这些医案能够直观地展现中医诊疗的全过程，包括病史采集、辨证论治、处方用药及疗效评估等。

学术价值：注重医案的学术价值，选取那些能够体现中医特色疗法、独特见解或创新思路的医案。这些医案对于中医理论的传承与发展具有重要意义。

二、真实性与可靠性

来源可靠：医案主要来源于我的门诊病例以及香山医学流派学术传承工作室成员的实践医案，这些医案均经过严格筛选和审核，确保其真实性和可靠性。

记录完整：在选取医案时，优先选择那些记录完整、信息详尽的病例。这有助于学习者全面了解患者的病情、诊疗过程及治疗效果。

疗效验证：对于选取的医案，我们会进行疗效的验证和评估。确保所选医案的治疗效果确实可靠，能够为学习者提供有价值的参考。

由于临床诊病数量庞大，记录难免有所疏漏，故在不影响医案原貌的前提下，我们对部分病例进行了必要的补充与完善，但亦不避免地存在瑕疵与不足。此乃临床之真实写照，亦是对后学者的一种提醒。医学之路，需脚踏实地，勇于质疑，敢于批判，方能在传承中创新，在磨砺中成长。

愿此书能如引玉之砖，激发更多中医后学的思考与探索，共同推动中医事业的繁荣发展。在质疑与批判的洗礼中，我们将携手前行，于传承中创新，于实践中进步，为中医之树常青贡献绵薄之力。

《香山医学流派医论医案选》主编　黄建龙

2025年1月

# 黄建龙主编简介

黄建龙，广州中医药大学教授、硕士生导师、神经外科（脑病）主任医师、广州中医药大学附属中山中医院临床技能培训中心主任、中山市中医院住培办主任、医学3D打印中心负责人、李旭名老中医传承工作室负责人（国家级）、美国心脏协会AHA主任导师。

擅长领域：中西医结合及微创外科治疗颅脑损伤、脑积水、颅内肿瘤、脑血管疾病、功能性神经疾病等颅脑神经疾病。主持参与国家、省部级科研5项，主持省、市科技局科研5项，专注于医师培训与考核机制的探索，新政策下的医师规范化培训教学管理与实施、师资、课程建设及教育信息化技术的研发与运用，设计结构化（OSCE）考站进行人才评估，模拟医学实践与医学模拟教育，起草《中医住培基地临床技能培训中心建设使用标准（讨论稿）》，牵头中医住院医师规范化培训题库建设，设计推进中医临床技能模块化训练与考核标准化。

学术团体任职：中国医师协会毕业后医学模拟教育专家委员会全国副总干事、广东省中医住院医师规范化培训中医全科专业委员会主任委员、广东省医学教育协会中医师承专家委员会副主任委员、广东省中西医结合学会神经外科专业委员会副主任委员。

荣誉：住院医师规范化培训全国"十佳管理工作者"。

# 目　录

# 下 篇

上　篇

# 第一章　香山医学流派

香山医学流派源于历史悠久、文化底蕴深厚的珠江三角洲地区，尤其是中山市（古称香山县），这里不仅是我国早期与西方世界交流的门户，也是中医与西医融合创新的摇篮。香山医学流派以其独特的学术理念和临床实践，成为中医界中西贯通学派的重要代表之一。

## 第一节　历史渊源与背景

香山医学流派的形成，得益于该地区开放包容的文化氛围和频繁的医学交流。清末民初，随着西方医学的传入，香山地区的中医学者开始积极探索中西医结合的道路。以孙中山先生为代表的先驱不仅学习、实践西医，同时还深刻认识到中医的价值，这种双重视角为香山医学流派的形成奠定了深厚的思想基础。

## 第二节　学术特色与贡献

香山医学流派的核心思想在于"中医为体，西医为用"，即在坚持中医基本理论框架和诊疗特色的同时，积极吸收和借鉴西医的先进技术和理念。这一理念体现在以下几个方面：

1. 传承与创新

香山医学流派在传承中医传统理论的基础上，不断进行创新和发展。他们深入研究经典医籍，同时结合现代医学知识和临床实践，形成了独具特色的诊疗体系。

### 2. 中西医结合

香山医学流派成员不仅精通中医，还广泛学习西医知识，将两者融会贯通，用于临床诊断和治疗。这种中西学科的融合，使得香山医学流派的诊疗手段更加丰富多样，诊疗效果也更加显著。

### 3. 注重实践

香山医学流派强调理论与实践相结合，通过大量的临床实践来验证和完善理论。他们善于总结经验，提炼出了具有普遍指导意义的诊疗规律，为中医现代化作出了重要贡献。

### 4. 培养人才

香山地区自古以来名医辈出，学派成员不仅医术高超，还致力于培养下一代中医人才。他们通过开设学校、举办讲座等方式，传授自己的学术思想和临床经验，为中医事业的传承和发展注入了新的活力。

# 第三节　代表人物与成就

香山医学流派涌现出了一批杰出的代表人物，如刘蔚楚、陈伯坛、程祖培等。他们不仅在中医领域有着深厚的造诣，还积极倡导中西医结合的理念，为香山医学流派的形成和发展作出了重要贡献。

## 一、刘蔚楚

刘蔚楚，民国时期的著名医家，与河北张锡纯、江西陆晋笙、江苏杨如侯并称为"四大名医"。他不仅在中医领域有着深厚的造诣，还积极投身于中医的传承与保护中，对后世医家产生了深远的影响。

### （一）个人背景与著作

姓名：刘蔚楚，名永相。

籍贯：广东香山（今广东省中山市）。

时代：民国时期。

著作：《遇安斋证治丛录》。

## （二）医学成就

### 1. 温病治疗

民国时期广东地区温病频繁暴发，刘蔚楚在研究前辈医家对温病病因病机的认识及其治法方药的基础上，结合广东的气候环境特点，形成了自己治疗温病的独到见解。

刘蔚楚善用清宣肺胃、养阴清热等治法，同时注重补脾胃，在方药的选择与应用方面有着独特的见解。他强调医者辨证时应四诊并重，必要时还需了解患者的心情与境遇，用药时注重攻补凉泻。

在治疗黄母太夫人的温病案例中，刘蔚楚通过宣肺清胃、通络涤痰的方法，成功治愈了患者的疾病。

### 2. 鼠疫治疗

刘蔚楚在鼠疫治疗方面也有显著贡献，他通过临床实践，使用升麻鳖甲汤等方剂，结合大剂量升麻等药材，成功治愈了多例鼠疫患者，并记录在《遇安斋证治丛录》中。

## （三）对中医的主要贡献

### 1. 中医传承与保护

民国时期，中医学受到了西医学的冲击，面临被废止的危机。刘蔚楚积极投身于保卫中医的活动中，通过发表文章、投稿医案等方式，宣传中医的优势和价值，为中医的传承与发展贡献了自己的力量。

刘蔚楚著有《遇安斋证治丛录》等医学著作，这些著作不仅记录了他的医学思想和临床经验，还为中医的学术传承提供了重要的文献支持。

### 2. 医德医风

刘蔚楚不仅医术高超，而且医德高尚。他强调医者之责任在于救人，无论面对何种疾病，都应悉心体认，竭尽所能为患者治疗。这种高尚的医德为后世医家树立了榜样，激励着他们不断追求医术的精进和医德的完善。

## （四）对后世的影响

刘蔚楚的医学成就和医德医风对后世医家产生了深远的影响，他的治疗方法和用药思路被后世医家广泛借鉴和应用，为中医的传承与发展注入了新的活力。同时，他的高尚医德也为后世医家树立了榜样，激励着他们不断追求医术的精进和医德的完善。刘蔚楚作为民国时期的中医巨擘，其医术与医德的光辉将永远照耀着中医事业的发展之路。

### 1. 树立医德典范，引领行业风尚

刘蔚楚强调医者之责任在于活人，这种以患者为中心、全心全意为患者服务的医德精神，为后世医家树立了典范。他的医德风范不仅体现在治疗过程中的细心与耐心，更在于他对患者生命的尊重与珍视。这种高尚的医德精神激励着后来的中医从业者不断提高自身的医术水平，同时保持高尚的医德，做到医术与医德并重，共同推动中医行业的健康发展。

### 2. 增强中医社会认同感，奠定坚实群众基础

民国时期，中医面临着来自西医学的巨大挑战，其地位和价值受到质疑。刘蔚楚等中医前辈通过自己的医德实践，展现了中医的人文关怀和社会价值，增强了社会对中医的认同感和信任感。他们用自己的实际行动证明了中医不仅能够有效治疗疾病，更能在治疗过程中传递温暖与希望。这种社会认同感的提升，为中医的传承和发展提供了良好的社会环境和坚实的群众基础。

### 3. 促进中医文化传承，弘扬中医伦理道德

中医不仅是一种医学技术，更是一种深厚的文化传统。刘蔚楚等中医前辈的医德实践，不仅体现了中医的医学精神，还传承了中医的伦理道德和文化价值。他们通过言传身教、著书立说等方式，将中医的医德文化代代相传，为中医文化的传承和发展作出了重要贡献。通过对中医文化的传承与弘扬，使中医的伦理道德观念深入人心，成为中医行业不可或缺的精神支柱。

### 4. 推动中医学与西医学融合，开创中医发展新篇章

刘蔚楚等中医前辈在坚持中医传统理论的同时，也积极吸收西医学的长处，形成了中西医结合的学术理念。这种开放包容的学术态度，不仅推动了中医与西医的融合，也为中医的创新发展提供了新的思路和方向。在这个过程中，医德作为中医文化的核心组成部分，起到了重要的推动作用。它促使中医从业者在保持中医特色的同时，积极吸收西医的精华，共同推动中医事业的繁荣发展。

## 二、陈伯坛

### （一）个人背景与著作

姓名：陈伯坛。

籍贯：广东新会（今广东省江门市）。

时代：清末民初。

著作：陈伯坛一生致力于中医研究与实践，并著有多部重要医学著作。其中为人所熟知的是《读过伤寒论》，该书对《伤寒论》进行了深入阐释，并提出了许多独到见解。此外，陈伯坛还著有《读过金匮要略》和《麻痘蠡言》，这些著作共同构成了其医学思想的重要体系，为后世留下了宝贵的财富。

### （二）医学成就

#### 1. 深入研究伤寒学派

陈伯坛被誉为近代岭南伤寒学派的鼻祖，他对《伤寒论》的研究达到了炉火纯青的地步。通过临床实践，他对伤寒的病因、病机、辨证施治等方面进行了全面而深入的探讨，提出了许多创新性的见解，极大地丰富了伤寒学说的内容。

#### 2. 精湛的医术

陈伯坛医术高明，药到病除，被誉为"长沙再生，仲景后身"。他善于运用中医经典理论指导临床实践，对多种疑难杂症有着独到的见解和治疗方法。他的医术不仅赢得了广大患者的信赖，也吸引了众多从医者，拜他为师。

### 3. 医德高尚

陈伯坛在行医过程中始终秉持着高尚的医德，他坚持"富者多取而不伤，贫者减免而受惠"的宗旨，对贫困患者给予减免诊金或赠药的帮助。他的医德医风不仅赢得了患者的赞誉，也为后世医家树立了榜样。

## （三）对中医的主要贡献

### 1. 学术理论贡献

陈伯坛不仅精通《伤寒论》，他还对《内经》《难经》《金匮要略》等中医经典著作有着深入的研究。他能够融会贯通这些经典理论，并结合自己的临床实践，形成独特的学术思想。

陈伯坛在学术思想上强调阴阳理论，他认为"伤寒"非论阳即论阴，三阳三阴都是由阴阳二气合化而成，而六经从化也只有从阳化热和从阴化寒这两类。这些观点为中医理论的发展提供了新的视角和思路。

### 2. 教育实践贡献

陈伯坛积极参与中医教育事业，致力于培养新一代的中医人才。他曾担任两广陆军医学堂的总教习，主教中医课程，为军队培养了大量中医人才。后来，他又在广州开办中医夜学馆，为更多有志于中医事业的人提供了学习机会。他的教学方法和教育理念对后世中医教育产生了深远的影响。

陈伯坛在中医教育过程中，注重教材的编写和讲义的整理。他根据自己的学术思想和临床经验，编写了多部教材和讲义，这些教材不仅内容丰富、条理清晰，而且注重理论与实践相结合，为学生学习中医提供了有力的支持。

## （四）对后世的影响

### 1. 学术影响

陈伯坛的学术思想和著作对后世中医产生了深远的影响，他的《读过伤寒论》等著作被后世医家广泛研读与传承，成为中医学习与研究的重要资料，他的学术观点也启发了许多后世医家的研究思路和创新精神。

### 2. 教育影响

陈伯坛对中医教育的贡献为后世中医教育的发展提供了重要借鉴，他注重培养学生的实践能力和创新精神，提倡理论与实践相结合的教学方法。

## 三、程祖培

### （一）个人背景与著作

姓名：程祖培。

籍贯：广东省中山市。

时代：近现代。

### （二）医学成就

#### 1. 深厚的伤寒学说造诣

程祖培在中医伤寒学说方面有着深厚的造诣。他作为陈伯坛的大弟子，深受陈伯坛医术和学术思想的影响，对伤寒的辨证施治有着独特的见解和丰富的经验。他善于运用经方治疗各种伤寒病证，取得了显著的疗效，为中医伤寒学说的传承和发展作出了重要贡献。

#### 2. 丰富的临床经验

程祖培在临床实践中积累了丰富的经验，他擅长中医内科、儿科等多个领域，能够准确辨证施治，解决了许多疑难病症。他的诊疗风格严谨、细致，注重整体观念和个体化治疗，深受患者信赖并获得好评。

### （三）对中医的主要贡献

#### 1. 培养中医人才

程祖培深知中医人才对于中医事业发展的重要性。因此，他在医学教育方面倾注了大量心血。他曾在广州中医学院（现广州中医药大学）等高等学府任教，担任伤寒教研室老师，亲自指导学生学习中医理论和临床技能。他注重培养学生的临床思维和实践能力，鼓励学生勇于创新、敢于质疑，培养了一大批优秀的中医人才，为中医事业的传承和发展奠定了坚实的人才基础。

2. 推动中医学术交流

程祖培在中医界享有很高的声誉，他积极参与中医学术交流活动，与同行们共同探讨中医理论、临床经验和教学方法。他通过发表学术论文、参加学术会议等方式，将自己的研究成果和临床经验分享给更多的人，促进了中医学术的交流和发展。同时，他也虚心向其他中医专家学习，不断汲取新的知识和经验，以丰富自己的医学素养和临床技能。

3. 弘扬中医文化

程祖培深知中医文化对中医事业发展的重要性。他积极宣传中医文化，倡导中医"治未病"的理念，强调中医在预防保健和健康管理方面的独特优势。他通过撰写医学著作、开展健康讲座等方式，向公众普及中医知识，提高人们对中医文化的认识和了解。他的努力对于弘扬中医文化、推动中医事业的发展具有重要意义。

（四）对后世的影响

1. 学术传承

程祖培的学术思想和临床经验对后世中医产生了深远的影响。他的学生们继续传承和发展他的学术成果，为中医的繁荣和发展做出了贡献。

2. 临床实践指导

程祖培的临床实践经验和诊疗方法为后世中医提供了宝贵的参考和借鉴，他的诊疗风格和用药特点被广泛应用于临床实践中，取得了显著的疗效。

3. 医学教育影响

程祖培在医学教育方面的贡献也为后世中医教育树立了榜样，他注重培养学生的临床能力和学术素养，为中医教育的发展注入了新的理念和方法。

综上所述，程祖培作为一位杰出的中医专家和医学教育家，在中医领域取得了显著的成就和贡献。他的学术思想和临床经验对后世中医产生了深远的影响，为中医的繁荣和发展作出了重要贡献。

## 第四节　未来展望

展望未来，香山医学流派将继续秉承"中医为体，西医为用"的核心理念，不断探索和实践中西医结合的新路径。我们将密切关注西医学的最新进展，积极吸收和借鉴其有益成果，同时深入挖掘和传承中医的精髓和特色。通过不懈努力，香山医学流派将为实现中医现代化、提高临床疗效、造福人类健康事业作出更大的贡献。

# 第二章 流派渊源

## 第一节 论《伤寒论》中的急性虚证治则

张仲景在《伤寒论》中继承和发展了《内经》的学术思想，确立了辨证施治的理论体系。其中在急性虚证的治则方面主要有以下几点：

重视人身阳气的主导作用，将顾护阳气贯穿于伤寒六经论治之中，尤其在疾病的危重阶段即三阴病变方面，前贤在总结《伤寒论》治则时指出"扶阳气"之重要性。所谓"有一分阳气，便有一分生机"，其具体治则包括益卫固表、温中散寒、回阳救逆、温经通阳、温阳化水等诸法，不纯在补阳。

在重视阳气胜复的同时，亦注意保护津液，扶阳而不伤阴，滋阴而不留邪，从而达到阳生阴长、阴阳平衡的目的。例如少阴热化证中的黄连阿胶汤证，其病机为肾水亏虚，心火独亢，治以育阴清热，方中以阿胶、芍药咸寒酸苦，滋阴液以养肝肾，复以黄芩、黄连之苦以清热祛邪，心肾相交，水火既济，而达祛邪扶正之功。其他如少阴病，阴虚水热互结之猪苓汤证、脾虚心悸腹痛之小建中汤证。在立法用药上，皆遵从上述之原则。

根据病情发展变化，确立先后缓急的治疗原则。由于内科急症变化迅速，特别是外感急症，往往表证未除而邪已入里，实邪仍在而虚证又生，造成表里、寒热、虚实夹杂，张仲景有鉴于此，故反复强调应该遵循先后缓急的治则。如《伤寒论·辨发汗吐下后病脉证并治》云："伤寒下之，续得下利不止，身疼痛，急当救里。后身疼痛，清便自调者，急当救表。救里宜四逆汤，救表宜桂枝汤。"《伤寒论·辨可发汗病脉证并治》云："下利腹胀满，身体疼痛，先温其里，乃攻其表。温里宜四逆汤，攻表宜桂枝汤。"这一原则，实为《内经》标本缓急治则在急性虚证治疗中的具体运用。

正确处理祛邪与扶正之间的关系，由于三阴虚证常由三阳实证转化而来，在由实转虚的过程中，往往存在着邪气亢盛而正气受损的情况，而在虚证阶段，还存在着正气已虚而余邪未尽，或正气不足以祛邪外出，致机体难以康复甚至造成重症。对于这种情况，张仲景采取实证阶段以祛邪为主、虚证阶段以扶正为主的原则，即先治其实，后治其虚。祛邪以安正，避免因邪气久留导致正气进一步亏损。如阳明腑实证，虽有燥热伤津之征，务在攻下结热，急下存阴，这也是防止急性虚证的发生和发展的正确措施。至于以虚证为主的三阴病变，仍需正确处理补泻关系。

# 第二节 论《伤寒论》对急性虚证病因病机的认识

所谓急性虚证，是指在内科急症的发病过程中，并发或继发出现的阴阳、气血等脏腑功能严重障碍的一类急性虚损性疾病。概括来说，具有急、重、虚三个基本的特点，按照《伤寒论》的论述，形成急性虚证的病因病机有以下几个方面。

素体正气虚弱，复感外邪，容易形成急性虚证。如《辨太阳病脉证并治》云："伤寒二三日，心中悸而烦者，小建中汤主之。""悸"为心阳虚，"烦"为心阴虚，伤寒二三日当为新病，未经误治出现悸而烦，说明患者为素体阴阳两虚、气血不足所致。又如《伤寒论·辨少阴病脉证并治》中"少阴病，始得之，反发热，脉沉者"之麻黄细辛附子汤证，少阴病，始得之且发热，是新感外邪，脉沉为阳虚，是为阳虚感寒之证。上述情况，虽尚未达急性虚证阶段，但若处理不当，极易形成急性虚证。

由于邪气亢盛，损伤脏腑、气血所致之急性虚证。例如阳明病本属里、实、热证，但因阳热之邪太盛，损伤津液而形成邪盛正虚之证。如《伤寒论·辨太阳病脉证并治下》中"伤寒若吐、若下后，七八日不解，热结在里，表里俱热，时时恶风，大渴，舌上干燥而烦，欲饮水数升者"之白虎加人参汤证。《伤寒论·辨太阴病脉证并治》中"太阴之为病，腹满而吐，食不下，自利益甚，时腹自痛"，则为因寒邪入里，损伤脾阳所致的急性虚证。而"少阴之为病，脉微细，但欲寐"、"吐利汗出，发热恶寒，四逆拘急，手足厥冷者"、"既吐且利，小便复利，而大汗出，下利清谷，内寒外热，脉微欲绝"等，则为阴寒内盛、心肾阳气虚衰之急性虚证。

因失治误治，导致心、脾、肾、阳气虚损。如"发汗过多，其人叉手自冒心，心下悸，欲得按"之桂枝甘草汤证，"火逆下之，因烧针烦躁者"之桂枝甘草龙骨牡蛎汤证，"伤寒脉浮，医以火迫劫之，亡阳，必惊狂，卧起不安"之桂枝去芍药加蜀漆牡蛎龙骨救逆汤证等，以上属于误治所致的急性心阴、心阳虚证。又如"发汗后，腹胀满"之厚朴生姜半夏甘草人参汤证等，则为误治损伤脾阳所致的急性脾虚证。至于"下之后，复发汗，昼日烦躁不得眠，夜而安静，不呕，不渴，无表证，脉沉微，身无大热"之干姜附子汤证，"发汗若下之，病不解，烦躁"之茯苓四逆汤证，则属误治所致的急性肾阳虚证。

疾病后期，余邪未尽而正气已伤或邪气虽去而正气大损者，亦可导致急性虚证。例如"太阳病，发汗，遂漏不止，恶风，小便难，四肢急，难以屈伸"之桂枝加附子汤证，是属表邪未尽而阴阳两虚之急性虚证。"伤寒脉结代，心动悸"之炙甘草汤证，是因伤寒所致的急性心阴心阳俱虚证。其他如阳明热盛津伤之竹叶石膏汤证、少阴阴虚火旺之黄连阿胶汤证、阴虚水热互结之猪苓汤证，均属此例。

# 第三节　论温热病的综合辨证方法

中医学自《内经》的出现，已基本确立了阴阳五行辨证、表里虚实寒热辨证、脏腑经络辨证、气血津液辨证、病因辨证等基本的辨证法则。《素问·阴阳应象大论》云："阴阳者，天地之道也，万物之纲纪，变化之父母，生杀之本始，神明之府也，治病必求于本。"所谓"治病必求于本"，是指治疗疾病，首先要区分疾病的阴阳属性。《灵枢·百病始生》云："风雨寒热不得虚，邪不能独伤人……此必因虚邪之风，与其身形……参以虚实，大病乃成，气有定舍，因处为名，上下中外，分为三员。"不仅指出了疾病的形成常由于邪气之"实"与正气之"虚"两个因素的结合，还指出了疾病发生的部位，"上下"是指病变部位在"上、中、下"的不同，"中外"者，"中"即里，"外"即表，而有表证与里证的区别。《内经》中亦初步建立起了"三焦"与"六经"证候的雏形，张仲景在《素问·热论》六经分证的基础上建立起来的治疗外感热病的六经辨证法则，一直被沿用至今。

吴鞠通所著的《温病条辨》在运用叶天士卫气营血辨证法则的基础上按照病变所属的脏腑部位，分别对上、中、下三焦进行辨证，但他始终没有完全摆脱六经辨证的法则，故有上焦的"太阳温病"、中焦的"阳明温病"等说法，其目的在于将"六经辨证"与"卫气营血辨证""三焦辨证"等辨证方法结合起来。由于"八纲辨证""脏腑辨证""气血津液辨证"是中医学辨证方法的基础，吴鞠通所确立的对温热病的"三焦辨证"法则，则融合了中医学自《内经》以来所建立的各种辨证方法的综合运用。

对外感温热病的辨证思路和方法，首先是按卫气营血进行四大证候的划分，以确定病变的由表入里、由浅入深的不同阶段。然后按三焦辨证确立病变的重心和部位，也就是病变重点涉及的脏腑，这两种辨证方法的结合，已对病变的内外表里、上下纵横的关系进行了多维的分析，由于卫气营血辨证的本身，是建立在八纲辨证、脏腑辨证、气血津液辨证的基础上。例如叶天士所说的"肺主气属卫，心主血属营"，若按八纲辨证则卫分病变是表证、实证、热证，也就是阳证；若按脏腑辨证法则属肺病，肺在上焦，因尚在病变的初始阶段，气血津液尚未受损，此时若按三焦辨证则是上焦病变。这样便可将卫气营血辨证与三焦辨证、八纲辨证、脏腑辨证、气血津液辨证相互结合起来。若再结合温热病邪的性质进行分析，则中医学几乎所有的辨证方法均已包括在内，形成了对温热病的综合辨证方法。

# 第四节　论温病学派的辨证与辨病

温病学派在"辨证"与"辨病"相结合方面，也有其特殊的贡献。在运用"卫气营血"辨证的同时，往往结合"三焦辨证"。卫气营血辨证是反映急性感染性疾病由表及里，即疾病的发生、发展、变化及其转归的全过程，相当于西医学所说的前驱期、明显症状期、转归期和终末期，而三焦辨证则着重论述病变的主要部位及其所涉及的主要脏器。如上焦病变多指心与肺，而中医所说的"心"与"心包络"则分别指西医学的心脏以及中枢神经系统。中焦病变主要涉及消化系统包括胃肠道、肝胆道，还包括胰腺。下焦病变则主要涉及泌尿系统，以及血液系统及其出凝血机制。

在运用卫气营血辨证与三焦辨证的同时，温病学派对众多急性外感热病进行命名，其中以单病种及其主要特征命名的有疟疾、痢疾、麻疹、霍乱、天花等，这些名称有些本就是古病名，如疟疾、痢疾、霍乱等。有些则是新命名，如麻疹，以往多称为痧症或风痧。有些温热病的命名可能不是指单一病种，而是指某一类急性热病的组合，例如"风温"可能包括多种病原微生物引起的以呼吸系统炎症为主要特征的病变，如大叶性肺炎、支气管肺炎以及非典型病原体肺炎等。"暑温"包括乙型脑炎在内的急性中枢神经系统感染。"湿温"主要是指由伤寒杆菌引起的"肠伤寒"，但也包括其他一些类似湿温的急性感染性疾病，例如急性血吸虫病感染的早期也会出现类似湿温的症状。这种情况，在病原微生物学没有出现之前是难以避免的，但不管如何，辨证与辨病相结合，仍然是医学史上的一大进步。

# 第五节 浅述温病的"逆传心包"理论

所谓"逆传心包",是指在外感热病过程中患者出现神志异常改变,如烦躁、嗜睡、昏迷、谵语等西医学称为意识障碍的中枢神经系统症状。张仲景在《伤寒论》阳明病中亦有相关的论述,但张氏认为其证属阳明腑实、热盛神昏所致,以攻下实热为治则。而以叶天士为代表的温病学派提出的"逆传心包"或"包络受病"是指病邪侵犯心包络之病变表现,所谓"心包络",其生理功能及病理表现,实即西医学所指的中枢神经系统功能及其病理表现。临床上许多急性感染性疾病,可以出现中枢神经系统的中毒症状,甚至本身就是中枢神经系统的感染或是炎症改变。对于"逆传心包"的治疗,温病学派提出了清心泻火、醒神开窍的治则,所拟方药如"安宫牛黄丸""至宝丹"之类,现仍为现代中医临床所沿用。

# 第六节 论温病学说中的"新感"与"伏气"

所谓"新感",顾名思义,是指感受外邪而发病,该类疾病往往有明显的"表证",如恶寒、流涕、咳嗽、发热等,即西医学所说的上呼吸道感染症状,如普通感冒、流感,以及许多经呼吸道感染的疾病如肺炎、猩红热、麻疹、流脑等。所谓"伏气"温病,是指发病之初,往往没有明显的"卫分"证候,是病邪深伏于体内,由里而达于外。这种认识来源于《素问·阴阳应象大论》,其云:"冬伤于寒,春必温病;春伤于风,夏生飧泄;夏伤于暑,秋必痎疟;秋伤于湿,冬生咳嗽。"但这里可有两种解释:一是指四时失于调养,人体抗病能力不足,易感时邪;二是指病邪潜伏于内,过时而发。从西医学角度来看,一般而言,短潜伏期疾病多属"新感",长潜伏期疾病多属"伏气"。但更多的情况是"新感"与"伏气"只是发病的方式不同。例如流行性脑脊髓膜炎是经呼吸道感染疾病，发病之初往往有恶寒、发热，以及上呼吸道症状，即有典型的"卫分"表证。而乙型脑炎是由蚊虫传播乙脑病毒引起的感染，发病之初便表现为高热、烦躁、口渴等"气分"里热证。叶天士所谓"夏暑发自阳明"即属此例。故在治则上与"新感"不同，一般无须"辛凉解表"，而是"苦寒直清里热"。因此，对"新感"与"伏气"的解释虽有不同，但在临床上仍有其指导意义。

# 第三章 学术思想

## 第一节 论伤寒与温病

伤寒与温病是中医学理论中既相互联系，又相互区别的概念，特别是在论述外感性疾病的时候更是如此，自汉代张仲景著《伤寒杂病论》以来，直至明清时期温病学术的兴起和确立，伤寒与温病始终被人们争论不休，甚至形成了伤寒与温病两大学派。前者遵从仲景之学，认为伤寒可以概括温病，在理、法、方、药上按照《伤寒论》中所确立的六经辨证施治的法则，甚至在遣方用药上亦不越雷池一步，故又称为经方派。后者则认为古今之气不同，时世各异，不能执古方以治今病，从而建立了专门为外感性疾病而设的"卫气营血辨证"与"三焦辨证"的法则和相应的方药，故又称为时方派。即便如此，出于遵古崇古以及学术的继承性等原因，对于伤寒与温病之间的关系，即使是温病学派之间，仍存在不同的认识。以清代著名温病学家叶天士为例，他认为伤寒与温病是两类不同性质的外感热病，在他所著的《温热论》中常常提到两者之间的区别，他认为"辨营卫气血虽与伤寒同，若论治法，则与伤寒大异。盖伤寒之邪，留恋在表，然后化热入里。温邪则热变最速……伤寒多有变症，温病虽久，在一经不移，以此为辨"。清代另一位著名的温病学家吴鞠通著《温病条辨》，虽然其认为《内经》所说的伤寒是所有热病的总称，但他认为经历代流传下来的张仲景所著的《伤寒杂病论》，由于兵火灾害等原因，只留下了由寒邪引起的部分，并未包括温病的范畴，他的这种观点与历代学者对《伤寒杂病论》以及伤寒与温病之间的关系的看法大同小异，直至现代，持这种观点的人仍占多数。

为了更好地认识伤寒与温病之间的关系，了解伤寒学派与温病学派之间的异同，使之在临床实践上更好地运用和发扬自《伤寒杂病论》以来中医对急性热病的学术成果，有必要将伤寒与温病的学术源流、学术观点进行比较分析。

## 一、伤寒与温病的源流

"伤寒"与"温病"最早见于《内经》,《素问·热论》云："今夫热病者，皆伤寒之类也。"这里所说的是热病属于伤寒的范畴，若从现代语言逻辑的角度来看，"热病"是"伤寒"的概念，伤寒可以包括热病在内，但热病并不都属于伤寒。有学者据此便认为热病即伤寒，将两者等同起来，这是不够确切的。《内经》中有关热病尚有大量的论述，除《素问·热论》之外，专门论述温热病的尚有《素问·评热病论》，其余散见于各篇论之中，如"冬伤于寒，春必病温""冬不藏精，春必病温"。由此可以看出，热病与温病的关系，自《内经》以来，众多学者是将热病与温病作为同义的概念去认识的，温即热，热即温，故常并称为温热病证。而认为"伤寒"是一切外感性疾病的总称，温病只是其中的一部分，如《难经》云"伤寒有五，有中风，有伤寒，有湿温，有热病，有温病"，这里有两个问题是需要明确的，一是伤寒包括多种，甚至可以理解为一切外感性疾病，二是"伤寒有五"中包括"伤寒"，从而产生了"伤寒"一词在中医学中有所谓广义与狭义的说法，广义的"伤寒"是一切外感性疾病的总称，而狭义的"伤寒"只是外感性疾病即广义伤寒中由感受寒邪而发病的一种病证。这种观点，亦贯穿于张仲景所著的《伤寒论》，其云："太阳病，发热，汗出，恶风，脉缓者，名为中风。太阳病，或已发热，或未发热，必恶寒，体痛，呕逆，脉阴阳俱紧者，名为伤寒……太阳病，发热而渴，不恶寒者，为温病。若发汗已，身灼热者，名风温。"在《伤寒论·辨太阳病脉证并治》中，张仲景虽然也提及温病、风温等概念，但他论述太阳病经证，即伤寒外感表证的时候，只着重论述太阳中风证及太阳伤寒证，即"桂枝汤证"与"麻黄汤证"，而没有具体论述温病、风温等证候，且在治疗外感疾病的表证阶段，皆使用辛温解表的方法，如以桂枝汤和麻黄汤及其加减变化的方剂多达数十个之多，以致后世学者基本上都认为张仲景的《伤寒论》主要是论述感受寒邪所引起的急性外感性疾病，而于温病一类的病证，概末之及。且体现《伤寒论》中的六经证候，除阳明病经、腑证之白虎汤证及三承气汤证为里实热证外，其余三阴病变，除少阴热化证与厥阴的寒热错杂证外，基本上属里虚寒证。

　　后世学者遵"发表不远热"的原则，治外感表证多离不开辛温解表之法。如唐代孙思邈的《备急千金要方》、宋代的《太平惠民和剂局方》等，亦有于辛温解表方中加入苦寒清热之品者，如双解散、荆防败毒散之类。直至宋金元时期，河间学派刘元素认为，外感疾病虽由六淫邪气所致，但从《素问·至真要大论》中的"病机十九条"来看，以火热之邪所致病证为多，且"六淫皆从火化"，故对于外感疾病，力主寒凉清热之法，力辟辛温之弊，后世称为"寒凉派"，其学术思想对于明清温病学派的形成有极其重要的影响。至明代吴又可著《温疫论》，其明确指出温疫病在流行、发病以及临床表现方面，与《伤寒论》中因感受寒邪而发的伤寒是截然不同的两类病证，力斥时医将伤寒与温病相混、温病与瘟疫不分的错误，指出执古方以治今病的危害，但他在遣方用药上驳杂不纯，对温热病证尚未形成一套完整的辨证施治体系。

　　直至清代，以叶天士为代表的温病学派，摆脱了自《伤寒论》以来对外感性疾病以"六经辨证"的法则，建立起了"卫气营血辨证"针对外感热病而确立的辨证施治体系，指出"温邪上受，首先犯肺"的病邪入侵的途径，不同于"伤寒之邪留恋在表，然后化热入里"的发病过程，指出"温邪则热变最速"，故一反"辛温解表"的治法，提出"在表初用辛凉""必先辛凉以解新邪，继进苦寒以清里热"的基本治疗原则。叶天士的学术思想集中表现在《外感温热论》中，即后人称为"温病二十则"。尽管内容较为简略，未能全部反映叶天士温热病学说的全貌，以及整个温热病证的理法方药，但他所确立的"卫气营血辨证"法则，较之张仲景对外感性疾病的"六经辨证"能更客观地反映外感疾病的发病过程和一般传变规律，从而彻底摆脱自张仲景以来对外感热病按"六经辨证"的法则，并确立了具有鲜明特点的辛凉解表、清气泄热、透热转气、凉血散血等针对卫、气、营、血不同病变阶段以及基本证候类型的辨证施治法则，并在温病舌诊、验齿等方面，均有杰出的贡献。叶天士针对温病初起有无表证阶段的两种不同的发病方式，提出了"新感"与"伏气"学说，尽管在对"伏气"的解释尚有商榷之处，但他说明了一部分温热病之所以在发病初期没有出现在表的卫分证候而直接表现为里热证的特殊类型的原因，在治疗原则上也提出了"不与伤寒同法"及"苦寒直清里热"的治疗原则。在对待温热病过程中出现的神志异常改变，叶天士提出了"逆传心包"的理论，以区别于张仲景在《伤寒论》中阳明腑实证的"神昏谵语"，以及使用通里攻下的治则，采用清心泻火、醒神开窍之法。从以上对叶天士温病理论的简略概括可以看出，中医学对外感温热病的认识已经形成了一整套理法方药与辨证施治体系。

清代另一位著名的温病学家吴鞠通，进一步发展了叶天士的学术思想，并在叶天士卫气营血辨证的基础上，提出了"三焦辨证"理论。由于卫气营血辨证着重于辨证温热病由表入里、由浅入深的过程，而三焦辨证则进一步强调病变所在的具体部位。所谓三焦辨证，是将温热病过程中的临床证候，按其所属的脏腑器官划分为上焦、中焦、下焦三个基本的证候类型。上焦病变是以肺及其附属器官为主，中焦病变以脾胃为主，下焦病变以肝肾为主。"三焦"一词，最早见于《内经》，具有多种含义，其一是将人体躯干部位划分为上、中、下三个部分，每一部分有其主要的脏腑器官。因而，三焦辨证的核心是以脏腑辨证为基础，将卫气营血辨证与脏腑辨证相结合，由卫分到气分，由气分到营、血分，是温热病由浅入深的过程，再结合三焦辨证，上焦不治则传中焦，中焦不治则传下焦，则病变是由"温邪上受，首先犯肺"，再由肺卫病变涉及肺气分病变，然后涉及中焦脾胃的气分病变，最终影响至下焦的肝肾，这是指温热病一般的传变规律而言。可见，卫气营血辨证强调了温热病由表至里、由轻到重、由实转虚的一般规律，而三焦辨证则强调了温热病过程中脏腑之间的相互影响，更强调了温热病过程中病变所侵犯的脏腑器官及其对相关脏腑器官的影响，或者说脏腑之间的传变过程。将这两种方法综合运用，更能客观地反映温热病的发病途径、病变的不同阶段，以及病变所涉及的主要脏腑器官、病变的虚实转化过程及其转归，为中医对温热病的辨证施治提供一个多维的、多种辨证方法综合运用的方法。温热病自三焦辨证方法的提出，标志着中医学对温热病从理论到临床已形成了一套较为完整的临床学科，也标志着中医药对外感性疾病的认识达到了一个新的高度。

## 二、温热病的综合辨证方法

卫气营血辨证与三焦辨证是外感温热病中两个基本的辨证方法，但在具体临床应用上，如何灵活运用，以及如何与中医学传统的辨证方法相结合，还有必要进一步讨论。以下我们列举常见的两种温热病并运用综合辨证方法进行分析。

### （一）麻疹

麻疹是由麻疹病毒引起的经呼吸道感染的急性传染病，以前在没有实施儿童时期的人工免疫时，麻疹在儿童中广为流行，几乎无一幸免。由于近年来在儿童时期广泛实施人工免疫，其发病率已明显降低，只在局部地区散在流行。但随着年龄的增长，免疫效能逐渐降低，故近年来常在青少年中散在流行，常在大学校区内出现，故称为"大学生麻疹"或"校园麻疹"。此外，由于近年来流动人口增多，漏于免疫接种者不少，故亦常在该类人群中流行。

中医学认为麻疹是由温热病邪引起的疫变，温病卫气营血辨证结合麻疹的生理病理进程进行分析。

1. 前驱期

通常在感染麻疹病毒数天之后出现，其临床表现为流泪、畏光、咳嗽、发热、体温逐渐升高，出现典型的卫分证候，按照三焦证候划分属上焦肺系病变，按八纲辨证属表热实证，因属病变的早期，气血津液尚未受损，此时若结合流行病学、临床表现，特别是具有特征性的口腔黏膜斑（费–柯氏斑）不难确诊。在治法上，当辛凉泄卫、解毒透疹，建议方剂为银翘解毒散，去淡豆豉，加蝉蜕、紫草，以加强透表、解毒之功能。若此期处理得当，虽不能阻断麻疹的整个病理生理进程，但可以减轻症状，减少并发症的出现。

2. 发疹期

在患者发病后的第3天至第4天，体温持续上升，高热，全身症状加重，特别是呼吸系统症状加重，疹点最先见于耳后、颈部及胸背部，后遍及躯干部，最后及于四肢。出疹之初，以气分病变为主，为上焦肺经气分火热之邪亢盛，治宜消气泄卫、宣肺透疹，仍以银翘解毒散为基本方，去荆芥、淡豆豉、牛蒡子，加黄芩、知母、石膏。麻疹的极期出现在第5天至第6天，表现为持续高热，特别是躯干、头面部出现密集之红色粟粒疹，部分融合成斑片状，严重时可出现瘀斑，称为夹斑带疹，常与麻疹病毒的毒力及机体的反应性有关。舌质多为红绛色，是典型的营分证候，或为气营同病或气血两燔，治法上应气营两清、泻火解毒，仍以银翘解毒散为主方，去荆芥、薄荷、淡豆豉、牛蒡子，加黄芩、石膏清气泄热，加犀角（以水牛角代）、玄参、生地黄清营凉血，亦可以清营汤或化斑汤为主方随症加减。

3. 收末期

麻疹如无严重的并发症，通常在出疹后第4天体温开始下降，疹点开始收没，全身症状减轻而进入恢复期。此时余邪未尽，余热未清，肺气不利而肺阴受损，故通常出现气阴不足的症状。治法上应清解余热、育阴生津，代表方剂如竹叶石膏汤。

通过以上对麻疹的整个病理生理进程的辨证分析，反映了中医学对温热病多种辨证方法的综合运用，为使之条理明晰，现将麻疹三期辨证分列于下。

1. 前驱期

病因：麻疹风热病毒。

卫气营血辨证：卫分。

三焦辨证：上焦。

脏腑经络辨证：手太阴肺经、肺系。

八纲辨证：表、热、实证。

气血津液辨证：暂未涉及，但应注意热病伤津的可能。

2. 发病期

卫气营血辨证：发疹之初，通常是卫气同病，然后是气分病变，渐至气营同病，燔热动血较少见。

三焦辨证：以上焦病变为主。

脏腑辨证：主要涉及肺，若出现疹毒内陷，逆传心包，则为心肺同病；若热盛动风，则病及肝肾。

八纲辨证：里、热、实证。

气血津液辨证：随病程进展而出现不同程度的气机受损与津液损伤，由于津血同源，故严重时亦伤及血液。

3. 收没期

卫气营血辨证：营、血分病变逐渐消退。

三焦辨证：上焦病变逐渐消退。

脏腑辨证：肺热证逐渐消退，肺气不宣，肺阴受损。

八纲辨证：里、实、热证逐渐消退，正气渐复，若一度病情较重或出现过严重并发症者，则表现为由实转虚。

以上通过对麻疹的整个病理生理进程的综合分析，大体上可以了解中医学多种辨证方法如何灵活运用，这种综合辨证分析方法，几乎概括了中医学所有的辨证方法，能较客观和具体反映温热病证的病因、病位、阶段，以及邪正之间的相互消长与病程的进退和转归，故能在外感温热病的辨证过程中广泛应用。

## （二）风温肺热证

中医学所说的"风温"一证，不是指单一病变而是包括西医学所说的由细菌、病毒、支原体、衣原体等多种病原微生物所引起的急性上呼吸道感染以及以呼吸道症状为主要特征的全身性感染。例如大叶性肺炎、流行性感冒、禽流感等。

风温病名最早见于《内经》，属热病的范畴。《难经》中的"伤寒有五"，风温为其中之一。《伤寒论·辨太阳病脉证并治上》云："太阳病……若发汗已，身灼热者，名风温。风温为病，脉阴阳俱浮，自汗出，身重，多眠睡，鼻息必鼾，语言难出。"历代医家对此皆有论述，叶天士明确提出："风温者，春月受风，其气已温。经谓春气病在头，治在上焦。肺位最高，邪必先伤。"直指风温病以手太阴肺经为病变之重点。清代温病名家陈平伯著有"风温篇"，专门论述风温病变，其指出："风温为病，春月与冬日居多，或恶风，或不恶风，必身热、咳嗽、烦渴，此风温证之提纲也。"其从风温的发病季节、主要临床表现做了论述，由于风温以肺经火热病证为主，故近年来多称为风温肺热证。

风温并非单一病种，以肺病变为主要证候的疾病都属其范畴，因这类病证临床表现及病理生理进程相似，故按照中医学的传统认识一并论述于下。

1. 卫分证候

临床表现：发病之初通常有不同程度的恶寒、发热、鼻塞流涕、颈痛或全身不适、咳嗽、咽喉疼痛或咽干口渴、微汗出或不出汗、舌红苔白而干、脉浮数，以上症状往往无特征性，最常见于普通感冒、流感，各种原因引起的肺部感染、上呼吸道感染、肺炎的前驱期或早期。如为普通感冒或上呼吸道感染，症状较轻，若为流感或肺炎的前驱期则症状较重，须进行鉴别诊断，以免造成较严重的感染。

病机：风温初起，肺气不宣，表卫不固。

治则：辛凉解表，疏风宣肺。

代表方：银翘解毒散。

2. 气分证候

临床表现：体温持续上升，或高热不退，全身症状加重，尤以呼吸道症状加重为主要特征，表现为剧烈咳嗽、呼吸急促、痰量增多、痰液由清稀转为稠浊、难以咯出、胸闷或胸肋疼痛、舌质红、苔白厚或黄厚而干、脉洪数。肺部听诊常为呼吸音粗糙，可有不同程度的干湿啰音或哮鸣音，胸部X线检查常提示肺纹理增粗，并可见肺部实质性炎症，如散在性的点片状阴影，有时可呈整个肺叶的实变，常为细菌引起的大叶性肺炎，有时可同时出现间质性肺水肿，是肺部实质性损害早期，此时如有条件应做病原微生物检查。

病机：风热犯肺，肃降失司。

治则：清气泄热，宣肺化痰。

代表方：银翘白虎汤。

银翘白虎汤即银翘解毒散去荆芥、淡豆豉、牛蒡子、薄荷，加石膏、知母、黄芩清气分热。若痰黄而稠者，可加天竺黄、黄连、百部、浙贝母；若为病毒感染，可加贯众、板蓝根。

### 3. 营分证候

临床表现：持续高热、午后加重、倦怠疲乏、烦躁不安，突出表现为呼吸系统症状进一步加重，如咳嗽、呼吸急促、痰量增多、咳出带血性痰，严重者呼吸困难，出现典型的"三凹征"，舌质红绛，苔黄而干，脉细数。

病机：热邪壅肺。

治则：清营泄热，宣肺平喘。

代表方：清营定喘汤。

该方是由银翘解毒散与清营汤二方变化而来，基本组成为羚羊角、金银花、连翘、黄芩、黄连、天竺黄、石菖蒲、旋覆花、紫菀、款冬花。方中羚羊角清热平肝，以防热盛动风；金银花、连翘清热解毒；黄芩、黄连苦寒泻火；旋覆花、紫菀、款冬花宣肺降逆平喘；天竺黄清化热痰；石菖蒲通心阳，开心气而醒神，防止热邪内陷心包。

### 4. 血分证候

血分证候是营血证候的进一步发展和加重，其临床表现除具有典型的营分证候之外，突出表现为"热盛动血"，即广泛的出血倾向，如咯血、吐血、便血及皮下出血所致的瘀斑。由于肺实质的严重损害，呼吸功能不全、缺氧与酸中毒症状更为明显，此时常出现不同程度的中枢神经系统症状，如烦躁、嗜睡，甚至昏迷。由于中枢神经系统的中毒症状或继发的中枢神经系统感染，小儿常出现惊厥、抽搐，此为"热盛动风""肝风内动"，即叶天士所谓"热传心包""包络受病"。

以下将血分证候两个主要亚型分别论述。①热盛动血：是血分病变的基本病机，主要表现为机体的出血倾向，最早出现的是皮下出血点，部分融合成片状称为皮下瘀斑，多见于胸背部受压部位。随着病程的发展，最常见者应是呼吸系统的出血、咯血，此时肺部体征更为明显，如双肺广泛的湿啰音、呼吸浅促、唇口发绀、舌紫绛，由于呼吸功能不全、酸中毒，甚至出现心动过速、血压下降，继发心功能不全，严重时出现感染性休克，而微循环障碍及凝血因子的消耗可继发弥散性血管内凝血，使出血倾向更进一步加重，最常见的是应激性溃疡出现的上消化道出血。在治法上当清营凉血、宣肺平喘，若出现脉微细数、肢冷汗出，便是热厥之象，要防其气脱血竭，此时病机往往是邪实而正虚，病情危急，应在清营定喘汤方中加三黄泻心汤清心泻火，用羚羊角、犀角凉血，结合益气救逆之生脉散，并给予紫雪丹、至宝丹之类，此重症必用重药，结合西医学的抢救措施，或可转危为安。②逆传心包：是血分证候的另一种临床表现，其主要特征是出现神志异常改变，早期表现为烦躁不安，继而出现嗜睡、神昏、谵语，甚至出现昏迷、抽搐，即中医所说的邪陷心包。从西医学角度来看，当属感染所致的中枢神经系统症状或继发的中枢神经系统感染，结合呼吸系统症状，属痰浊蒙蔽心包。在治法上应用凉血泻火合清心开窍之法，于清营定喘汤中加用安宫牛黄丸。

# 第二节 浅论《内经》脉法

《内经》中记录了最早的脉学资料，且内容十分丰富，为后世脉学的发展奠定了基础。实际上后世有关脉学的专著和论述，都可以看成是在《内经》基础上的发展，而为中医诊断学中的重要组成部分。

《内经》从整体观念出发，认为"心主血脉"，脉为血之府，"肺朝百脉"，并从胃与肺、心与肺、手太阴经脉与十二经脉的关系上，论述脉诊的病理生理学基础。

由于脉诊主要依靠医生切按患者脉搏的异常变化来了解人体内部的病理状态，缺乏客观的参照与仪器的检测，《内经》中论述了以正常人脉搏作为参照，来认识病理性脉象的方法。《素问·平人气象论》云："人一呼脉再动，一吸脉亦再动，呼吸定息脉五动，闰以太息，命曰平人。平人者，不病也。常以不病调病人，医不病，故为病人平息以调之为法。"总结了正常人呼吸与脉搏之间存在的比例关系，这种"以不病调病人"的方法，实际上是一种更加科学的方法。

《内经》中对于各种病理性脉象的描述是非常丰富的，除了对脉象中的"胃气""四时平脉""五脏平脉"等有系统论述外，对于各种病理性脉象，如浮、沉、数、疾、徐、缓、迟、急、大、小、滑、涩、长、短、虚、实、紧、弦、动、弱、濡、革、结、代、促等均有论述，这些均为后世脉学中所常用。其余如坚、软、喘、盛、劲、持、粗、横、抓等，为后世所不常用，或并于其他脉象之中。对于某一具体脉象的描述，《内经》中的描述也是非常形象和细致入微的。如弦脉为"端直以长"，洪脉为"来盛去衰"等，使学者易于掌握。

《内经》十分重视脉诊与其他诊断方法的有机结合，比较客观地认识到脉诊在诊断学中的运用。除此之外，《内经》在诊脉中尚注意到切脉与诊尺肤之间的关系，这是后世所不常用的一种诊察法。《灵枢·邪气脏腑病形》云："脉急者，尺之皮肤亦急；脉缓者，尺之皮肤亦缓；脉小者，尺之皮肤亦减而少气；脉大者，尺之皮肤亦贲而起；脉滑者，尺之皮肤亦滑；脉涩者，尺之皮肤亦涩……故善调尺者，不待于寸；善调脉者，不待于色。能参合而行之者，可以为上工。"临床观察到，这种诊尺肤与诊脉结合的方法，对于婴幼儿尤有价值。但是，限于《内经》所处的历史条件，对于脉象产生的机理，缺乏深入的论述，对某些脉象的形态特点，论述得不够清楚，有待进一步发展与提高。《内经》脉法，在中医脉诊中起到承先启后的作用，若能进一步研究与整理，定能丰富现代脉学的内容。

### 1. 论脉诊中排除干扰因素的重要性

脉诊是靠触按患者脉象变化来获得患者内部病理变化的一种操作方法，但脉诊本身因缺乏客观指标和参数，易受到患者与医生、主观与客观各种因素的干扰，为了使所获得的资料尽可能反映患者的客观状态，《内经》特别强调脉诊的精确性。《素问·脉要精微论》云："诊法常以平旦，阴气未动，阳气未散，饮食未进，经络未盛，络脉调匀，气血未乱，故乃可诊有过之脉。"虽然在客观上我们不能做到在清晨时检查每个患者的脉象，但如果注意到外界环境因素、患者的生理状态，如劳动后、进餐后、情绪激动等可能影响脉象的因素，就可以提高脉诊的准确性。另外，在医生方面，除了掌握诊脉技术外，还要做到不主观臆测，注意力要集中。故《素问·脉要精微论》云："持脉有道，虚静为保。"这是脉诊最基本的原则。

2. 论脉象中的"胃气"与"真脏脉"

"胃气"的本义是指脾胃的生理功能，脾胃为后天之本，生化之源，"胃气"反映了人体正气的盛衰。在脉象的表现上，表现为从容和缓、不迟不疾、来去分明。《素问·玉机真脏论》云："脉弱以滑，是有胃气。"《素问·平人气象论》云："平人之常气禀于胃，胃者平人之常气也，人无胃气曰逆，逆者死。"故脉有胃气则正气尚存，疾病也易于恢复，若脉无胃气，则正气衰败，为预后不良。

与"胃气"相反者，则为"真脏脉"，真脏的本义是指五脏之真气，五脏之真气应生于内，不宜泄漏于外。所谓"真脏脉"，是指脉象中毫无从容和缓之象，是五脏之真气外露，为病的危候。故《素问·玉机真脏论》云："真肝脉至，中外急，如循刀刃责责然，如按琴瑟弦……真心脉至，坚而搏，如循薏苡子累累然……真肺脉至，大而虚，如以毛羽中人肤……真肾脉至，搏而绝，如指弹石辟辟然……真脾脉至，弱而乍数乍疏……故邪气胜者，精气衰也。故病甚者，胃气不能与之俱至于手太阴，故真脏之气独见，独见者病胜脏也，故曰死。"这种以"胃气"与"真脏脉"作为人体邪正盛衰的综合表现，确有重要的临床价值。

3. 论浮脉

浮脉的特征是举之有余，按之不足。多见于外感疾病的初始阶段，即西医学所说的感染性疾病的早期，机体早期的病理生理反应为新陈代谢增强，而没有重要实质脏器的损害，中医称为表证。但若为久病、重病患者，身体极度虚弱，而出现浮脉，是因为机体衰竭，处于濒死阶段，机体将最后的能量释放出来，犹如残灯复明一样。

## 4. 论"人迎"与"气口"

《内经》中有关"人迎"与"气口"的论述，成为后世长期争论不休的问题之一。《素问·阴阳二十五人》云："按其寸口、人迎，以调阴阳。"《灵枢·四时气》云："持气口人迎以视其脉……气口候阴，人迎候阳也。"《灵枢·寒热病》云："颈侧之动脉人迎。人迎，足阳明也，在婴筋之前。"综上所述，以下几点是研究"人迎"与"气口"的关键：一是"人迎"与"气口"是两个不同部位的脉诊区，在脉诊中需要相互对比；二是以"人迎""气口"脉的不同变化来区分病变的阴阳属性；三是"人迎"是足阳明胃经的动脉，在颈结喉旁两侧动脉处。但后世对"人迎""气口"脉却有不同的认识，张景岳从《内经》三部九候法着眼，他认为"人迎"是结喉旁动脉，"气口"即两手之"寸口"脉。李东垣则认为"人迎"与"气口"分别代表左寸与右寸，更有医家认为左右手关前一分分别为"人迎"与"气口"，故有"关前一分，人命之主，左为人迎，右为气口"之说。将三者进行比较，张景岳的认识比较符合《内经》全身诊脉法的特点，而且在临床上观察到，颈侧"人迎"动脉一般较寸口动脉搏动幅度大。若以"寸口"脉为标准，以"人迎"脉作为对比，可间接了解到人体头部的供血状况和血管的机能状态。至于说以左、右两侧寸口脉分"人迎""气口"，对某些病例也有一定意义。临床上观察到偏瘫患者两侧桡动脉搏动确有明显不同，往往瘫侧的脉搏在压力、紧张度、幅度上都比健侧低。但这种变化不独见于寸脉，寸、关、尺三部都可有相应的变化。如以关前一分定论，则未免过于牵强，于临床实践无多大意义。

## 5. 关于"寸口"脉

"寸口"又称"气口""脉口"，在脉诊中是最重要也是最常用的脉诊区，原因在于"寸口"脉检查起来比较方便，该处动脉搏动比较表浅，动脉的大小也较适中。

"寸口"为何能诊察病证呢？《素问·五脏别论》云："胃者，水谷之海，六腑之大源也。五味入口，藏于胃，以养五脏气，气口亦太阴也。是以五脏六腑之气味，皆出于胃，变见于气口。"这是从"胃"与"肺"的生理功能与"寸口"相联系来认识的。胃受纳水谷精微之气，由脾上输于肺，"肺朝百脉"而至全身各脏腑。寸口属手太阴肺络，故能间接反映五脏六腑的机能状态和病理变化。《内经》把两手"寸口"脉分成三部分，分别以候不同脏腑或部位，《素问·脉要精微论》云："尺内两旁则季胁也，尺外以候肾，尺里以候腹。中附上，左外以候肝，内以候膈；右外以候胃，内以候脾。上附上，右外以候肺，内以候胸中；左外以候心，内以候膻中。"这种以左右寸口三部分候脏腑的方法，与后世《脉经》《濒湖脉学》等大同小异，这里不作详细比较。

6. 关于"虚里"脉

《素问·平人气象论》云："胃之大络，名曰虚里，贯膈络肺，出于左乳下，其动应衣，脉宗气也。盛喘数绝者，则病在中；结而横，有积矣；绝不至曰死。乳之下其动应衣，宗气泄也。"心为五脏六腑之主，统率全身血脉。肺与外界相通，是呼吸的门户。胃所化水谷精微之气，与呼吸之气相合而为宗气，由肺朝百脉而施全身。而心的活动正常与否，又决定全身机能活动是否正常。因此，以虚里脉触诊的方法来检查心脏的情况，不能不说是一个重要的发现，西医也以心前区触诊作为诊断心脏病的手段之一。

关于"乳之下其动应衣，宗气泄也"一句，历来多有不同看法。林亿认为多余应删去，其实不然。因为在一般情况下，心尖搏动的范围和强度应当适中，若"其动应衣"，说明心脏的搏动过分激烈，若触诊有喘息感，或搏动不规则而有间歇，或搏动过缓，都是心脏或全身病变较为严重的表现。

# 第三节　论血流动力学改变与中医辨证的关系

血流动力学改变，其中以血液黏稠度的改变对脉象影响较大。血液黏稠度影响血液在血管中流动的速度，由于高热、大量汗出、呕吐、腹泻等原因引起脱水，或者大面积烧伤引起血水外渗，血液被浓缩，血液在小动脉中的流速减慢，脉象表现为

"细""缓""涩"，常在中医病证的"伤津""瘀血"中出现。如果是由于短时间内输入大量的体液，血液被稀释，或由于血液中固体成分丢失，以及血浆蛋白浓度降低，血液黏稠度下降，血流加快，可出现"洪脉""滑脉"，常在中医病证的"水肿""痰饮"等证候中出现。

血管的机能状态，主要是血管紧张度的改变。当血管收缩中枢兴奋，交感神经处于优势，交感物质如肾上腺素、去甲肾上腺素以及某些拟交感物质的释放、疼痛，精神紧张时，血管紧张度升高，脉象表现为以"弦脉""紧脉""沉脉"等为主的各种脉象，常在中医病证的"风证""寒证""痛证""肝证"中出现。血管紧张度的降低，可由于血管舒张中枢的兴奋、乙酰胆碱的释放引起，脉象常表现为"濡脉""软脉"，为中医病证中的"湿证"。

# 第四节　论心律失常与中医辨证的关系

心律失常必然导致脉率失常，其原因虽然部分由于贫血、营养不良、电解质平衡失调等引起，但最终仍通过心肌功能紊乱以及心脏系统的紊乱反映出来。中医脉学通常把脉率失常分为3类。

1. 脉率快而伴有不规则的间歇

此脉搏属于快速型心律失常，多见于室性心动过速伴发的心律不齐、期前收缩等，常在中医辨证的"热损"或"心阴不足"中出现。

2. 脉率过缓而伴有不规则间歇

此脉搏属于减缓型心律失常，如室性心动过缓、频发性期后收缩、房室传导阻滞等，此种脉象称为"结脉"，常在中医病证的"心阳虚"中出现。

3. 平均脉率无明显改变，但出现较规律的间歇

此脉搏常见于房室传导阻滞、期前收缩呈二联律或三联律者，此种脉象称为"代脉"，中医病证常属"心气不足""脏腑气衰"。

脉律失常除上述3种类型外，尚有许多复杂的心律失常，如心房震颤、心房搏动、心室搏动、系统性期前收缩等。因此中医脉学中尚有各种少见的脉象，称为"怪脉"或"绝脉"，如"雀啄脉""屋漏脉""解索脉"等。

论五脉应象与微、甚、独、兼五脏之病变各有其所主的证候，五脏之气各有其所主之脉象，《内经》称为"五脉应象"。《素问·宣明五气》云："五脉应象：肝脉弦，心脉钩，脾脉代，肺脉毛，肾脉石。"

在脉诊中，五脉须与微、甚、独、兼四个方面相结合进行分析。

关于脉之微、甚，《内经》以"五脏六变"来说明，所谓六变，即五脏之脉各有缓、急、大、小、滑、涩六种主要的变化，此六变脉中，又有微与甚的不同。《灵枢·邪气脏腑病形》云："调其脉之缓、急、小、大、滑、涩，而病变定矣……凡此变者，有微有甚……心脉急甚者为瘛疭；微急为心痛引背，食不下。缓甚为狂笑；微缓为伏梁，在心下，上下行，时唾血。大甚为喉吤；微大为心痹引背，善泪出。小甚为善哕；微小为消瘅。滑甚为善渴；微滑为心疝引脐，小腹鸣。涩甚为喑；微涩为血溢，维厥，耳鸣，颠疾。"就是以"五脉应象"为基础，结合六变与微甚来认识不同脉象与病变关系。脉之所谓"独"，除后世一般指某一种脉象单独出现之外，在《内经》中有另一种意义。《素问·三部九候论》云："察九候，独小者病，独大者病，独疾者病，独迟者病，独热者病，独寒者病，独陷下者病。"当九候（指全身三部九候）中某一候，单独出现上述异常脉象，可按其脉诊出现的部位，来判断病变所在。这种诊"独"脉的方法，《内经》称为"七诊"。关于兼脉，指两种以上脉象同时出现，与后世脉法的复合脉大致相同，这里从略。

以上关于"五脉应象""五脉六变""七诊"等脉法，由于在《内经》中缺乏深入细致的说明，在脉象产生的机理上阐述亦不够明确，加之比较复杂，渐不为后世所重视，但总的来说，它是有实践基础的，应当进一步认识和探讨。

# 第五节 论中医"治未病"

关于"治未病",中医理论中历来有两种说法,即未病先防与既病防变。所谓未病先防称为"摄生",或者叫作"养生",属于现代预防医学和保健医学的范畴。而既病防变,即通常所说的"防微杜渐"或《内经》所说的"见微得过"。张仲景在《金匮要略》中解释"治未病",其云"上工治未病,何也?师曰:夫治未病者,见肝之病,知肝传脾,当先实脾"。

纯粹意义上的"功能性疾病"是不存在的,所谓的功能性疾病是有器质性病变作为其病理基础,"尚未形成的病"只不过是尚未达到符合"诊断标准"的阶段。即使如此,西医对此也是十分重视的,例如"先兆中风""先兆中暑""先兆流产"等,还有"隐性冠心病""隐性糖尿病"等,对这些疾病的治疗,也明显具有防微杜渐的意义。近年来西医在预防医学、保健医学方面亦有长足的进展,人工免疫使多数急性、烈性传染病得到控制,令人畏惧的"天花"基本绝迹,百日咳、肠伤寒、霍乱、鼠疫等通过人工免疫而免于发病。试问这些成就能用"治未病"的方法去解决吗?让中医专门治"未病阶段、未形成阶段"的疾病,那么还去学《伤寒论》《金匮要略》《温病条辨》和《温热经纬》干什么?整本《伤寒论》都是论述外感急证和危重证,《金匮要略》则研究疑难杂症,整个温病学更是研究包括急性传染病在内的急性热病,历来有成就的医生如张仲景、华佗、孙思邈、叶天士等,都是以治疗急、危、重症的杰出成就而名重一时。若中医的上工都去"治未病",这些书读来何用?读了岂非误人子弟?果真如此,我们要大声疾呼:"不要自毁中医!"

# 第六节　论"形而上"与"形而下"

　　有中医学者认为中医是一门"道器合一"的学科，但总的侧重在道的一面、神的一面、气的一面，是"以形而上统形而下"。现代中医教育方式"提倡科研，提倡现代化""采用现代中医教育方式，只是一条培养造就下工的路子"。为此，我们就"形而上"与"形而下"的问题作如下讨论。

　　"形而上者谓之道，形而下者谓之器"，宇宙是个物质的世界，当物质世界发展到生命的出现，直至人类的出现而有精神思维活动，但精神思维活动是由于人类的存在而存在的。人类产生了生命活动，包括精神思维活动的有机体。在研究物质世界的时候，可将研究内容分为"形而上"的道与"形而下"的器。也就是说，"形而上"与"形而下"，都属于物质世界的范畴，但研究的侧重点有所不同。"形而上"的道，是研究物质世界的规律和法则，研究对物质世界认识的方法论，其研究的基础是建立在物质总体之上，故称为"形而上"。

　　《素问·阴阳应象大论》中"阴阳者，天地之道也"，指出了阴阳是宇宙万事万物的基本规律和法则，故有"万物之纲纪，变化之父母，生杀之本始，神明之府也"的说法。与之相对应的是自然科学研究具体物质的结构、运动和变化；社会科学研究人类社会的发生、发展和变化，人类社会也是有形的，属于对"器"的研究。只有当人类对自然科学和社会科学的研究结合起来，寻找其共同规律的时候，便产生了"形而上"的研究，从而逐步认识和掌握宇宙的规律和法则，也就是对"道"的认识的深化，从而产生了"天人合一"的整体观，这一观念贯穿中国的传统文化，特别是在中医学体系的发展中得到了体现。

# 第七节　论中医的"魂"与"魄"

## 1. 论"魂"

魂字，从鬼，云声，《说文解字》云其"阳气也"。《灵枢·本神》云："随神往来者谓之魂。""往"是归，为灵；"来"是生，指产生，即魂是与神同时产生的。那么，"神"又是什么呢？《灵枢·本神》云："两精相搏谓之神。""两精"指男女生殖之精也，"相搏"者，相互结合也。所谓"两精相搏"，即男女生殖之精相结合而产生神，故知神者，生命也。《灵枢·天年》云："何者为神？岐伯曰：血气已和，荣卫已通，五脏已成，神气舍心，魂魄毕具，乃成为人。"所谓神，即具有生理机能活动的有生命的人。神，即有生命活动的人，那么，魂是与生命活动同时存在的，以生命的终结而消失是确实无疑的了。至于说，魂究竟指的是什么呢？其实，中医学所说的魂，就是指与生命结合同时出现的精神活动，不过魂一般只是精神活动中的一个部分。《类经》云："魂之为言，如梦寐恍惚、变幻游行之境皆是也。神藏于心，故心静则神清，魂随乎神。"可见魂是生命活动的一种表现，属于精神活动的范围。

## 2. 论"魄"

《灵枢·本神》云："并精而出入者谓之魄。"即魄与精是同生同灭的。那么，精是什么呢？《素问·金匮真言论》云："夫精者，身之本也。"即精是生命活动之根本、基础。《灵枢·本神》云："五脏主藏精者也。"即精藏于五脏。《素问·上古天真论》云："肾者主水，受五脏六腑之精而藏之。"《灵枢·本神》云："生之来谓之精。"总之，精是生命活动所必需的精微物质。《素问·阴阳应象大论》云："气归精，精归化……精化为气。"总之，由于精的化生，才有脏腑的机能活动，有脏腑的机能活动，才有生命。《说文解字》曰："魄，阴神也。"也说明魂属于神之类，与魂一样，是神明活动的表现，当然也属于精神活动的一部分。具体来说，魄指什么呢？《类经》云："魄之为用，能动能作，痛痒由之而觉也。"可见，魄是精神活动的感觉与运动功能。当然，就魄的"并精而出入"来说，精既由脏腑机能活动所产生，又是机能活动的物质基础，犹如血为脏腑活动所产生，而脏腑机能活动又必以血为物质基础一样，所以魄实际上指脏腑及其所属器官的机能活动。

# 第四章　经验总结

## 第一节　中医治法浅论

### 1. 消法

消法又称消导法，指使用消食导滞、消坚磨积、消水散瘀的方药治疗饮食停滞、脘腹痞满、胸胁胀满、肢体浮肿、腹部痞块等症状的一类方法。在外感急症中应用较少，主要用于饮食停滞，或湿热之邪犯胃、胃气不宣、腹脘胀满，或热病后期，脾胃受损，运化失司。代表方剂如平胃散、保和丸之类。

### 2. 吐法

吐法又称涌吐法，指使用具有催吐性质的药物吐出胃内物质包括宿食或顽痰的方法。吐法在古医籍中记载和使用较广泛，《伤寒论》中的瓜蒂散是吐法的代表方剂，《备急千金要方》《肘后备急方》《外台秘要》等都论述了吐法的临床应用及其方药。最长于使用吐法者，莫如张子和，在其所著的《儒门事亲》中，详细论述了吐法的适应证及理法方药，这可能与其所处的时代和环境有关。当时战争动乱、饮食失宜、误食毒物等，可造成胃肠道的直接损害，即使是现在，仍不断发生食物中毒的个案甚至大量人群集体食物中毒的事件。如急性沙门氏菌属感染、肉毒杆菌中毒等，运用吐法及时排出胃内容物，仍然是行之有效的方法。使用吐法之后，仍需密切观察病情，并进行辨证施治，做到标本兼治，且催吐之后，容易损伤胃气，应做相应的调理。

### 3. 补法

补法是扶助人体正气、补益气血、提升人体脏腑器官功能活动的方法。"虚则补之"，虚，是指人体气血阴阳的不足或亏损。在急性感染性疾病过程中，由于感受外邪的性质不同，病变伤及的脏腑气血也不同，在病变后期往往有不同程度的气血、阴阳、脏腑的损害而表现为不同性质、不同程度的急性虚损性证候，为了区别于慢性虚损性疾病，我们将其称为急性虚证。由急性感染性疾病引发的急性虚证，具有急、重、虚的特点。中医学历来非常重视外感热病过程中出现急性虚证的情况，例如张仲景在《伤寒论》中用大量的篇幅详细论述了太阴病、少阴病、厥阴病的脉证并治，温病学派对外感温热病过程中出现的急性虚证亦有详细的论述。由于急性虚证涉及的病理机制广泛而复杂，将另立专说予以论述，这里强调的是，对待外感疾病所致的急性虚证，补法的运用应非常严格掌握其适应证和原则。金元四大家之张子和为此曾著《推原补法利害非轻说》，强调"先治其实，后治其虚""邪未去不可言补"的原则。叶天士在《温热论》中亦强调在邪退正虚时"不可就云虚寒而投补剂，恐炉烟虽熄，灰中有火也，须细察精详，方少少与之，慎不可直率而往也"，在外感热病过程中，或后期慎用温补之法，防止过早使用或误用造成留邪为患，热势复炽。

4. 和解法

凡外感性疾病，病变部位既不在表，亦不在里，处于病变的正邪交争的所谓半表半里的特定阶段，其典型的临床表现为"寒热往来、心烦喜吐、默默不欲饮食""口苦、咽干、目眩"，即《伤寒论》中少阳证，代表方剂如小柴胡汤。此外，叶天士在《温热论》中所描述的"邪留三焦"证，症见胸胁苦满、恶心欲吐、脘腹痞满、寒热交作、口苦尿赤，用"分消走泄"之法，方选半夏厚朴茯苓汤或温胆汤，亦属于和解法的范围。从现代病理生理学角度来看，所谓半表半里证是急性感染性疾病的一个特定阶段，通常处于感染的前驱期之后、明显症状期之前，致病原及其毒力尚未十分强大，机体的反应性也非十分强烈，并未引起重要器官组织及其功能的严重损害，故无明显的定位症状，所谓"半表半里"也说明了这一点，此时若用发汗解表、通里攻下、清热泻火等法，非所宜，故应调整机体的失衡状态，扶护正气，以祛邪外达，防止病变的进一步深入和发展。

### 5. 寒下法

寒下法指以苦寒泻下药物为主组成的方剂用于通里攻下的一种方法。一方面在外感热病过程中由于高热汗出、气液受损、气机阻滞，而致大便秘结、腹部胀满者，证属实热，故以苦寒泻下之品泄热通便，《伤寒论》中的大承气汤、小承气汤证当属此类。另一方面，热毒之邪结于胃肠，湿热交蒸，症见腹痛，腹胀，大便滞下不爽或排脓血样便，或里急后重，其病变部位为胃肠道，使用苦寒泄热、通里攻下的目的在于直接清除肠道之毒素，其代表方剂如黄连解毒汤、大黄牡丹皮汤之类。

### 6. 清热开窍法

清热开窍法又称清心泻火法，此法常用于高热持续、痰涎壅盛、喘促不安，甚至神智昏迷，热毒内陷心营，甚至逆传心包，治宜清热泻火、宣肺平喘，并酌加醒神开窍、豁痰息风之品，常用犀角地黄汤或羚角钩藤饮加天竺黄、石菖蒲、旋覆花之类，或以安宫牛黄丸、至宝丹之类醒神开窍，以防痰浊蒙蔽心包。这类证候从现代病理生理学角度来看，多与中枢神经系统病变有关，既可以是因感染高热引起的中枢神经系统反应性症状，如中毒性脑病、脑膜炎等，也可以是直接由于中枢神经系统实质性病变所引起的流行性脑脊髓膜炎、病毒性脑膜炎等。

### 7. 清热化痰法

清热化痰法常用于外感发热而兼有胸闷、咳嗽、咳痰，严重者出现胸胁疼痛、呼吸困难、喘促不安、舌苔厚腻、脉滑数等症状。临床上多见于西医学所说的呼吸道感染性疾病，包括经呼吸道感染的急性呼吸道传染病，常见如急性支气管炎、大叶性肺炎、支原体肺炎以及各种病毒引起的非典型病原体肺炎等。中医治疗的基本原则是清热宣肺、豁痰镇咳，常用方剂有麻杏石甘汤、泻白散、定喘汤等。若病程初起、热势不甚、咳喘不盛者，可用银翘散或桑菊饮酌加清热化痰之品。

### 8. 清热凉血法

清热凉血法常用于外感热病过程中的营、血分证候，由于热邪炽盛，迫血妄行而发为斑疹、衄血及吐血、咯血、便血等严重的出血倾向，从现代病理生理学角度分析，其涉及因素较为广泛，轻者是由于高热与局部的炎症引起毛细血管脆性增大，常出现衄血、齿龈出血。而由病原微生物及其毒素引起的皮下毛细血管扩张和出血，许多发斑性疾病如麻疹、猩红热、斑疹伤寒、登革热等往往先出现大量的皮疹，某些疾病的皮疹具有特征性。例如肠伤寒中出现的玫瑰疹、流脑早期在腋前出现的抓痕样出血点、麻疹早期出现的口腔黏膜斑等，对临床鉴别诊断有重要意义。中医认为，凡温热病证热毒郁结涉及营血者，多发斑疹，治以清营凉血、泻火解毒，常用方如清营汤、化斑汤之类。此外，在温热病过程中，由于热毒深重、心肝火炽、血络受损、迫血妄行，会出现大量咯血、呕血、便血、尿血等情况。不同部位的出血反映了不同脏腑器官的病变，若为热毒犯肺，肺络受损则为咯血或痰中带血；若为肝火亢盛、胃络受损，则致呕吐物中带血或呕吐鲜血、便血。此时应密切观察患者的全身情况，有无神志异常改变，是否出现手足不温的厥逆症状。从现代病理生理学角度来看，上述情况往往发生于较严重的感染，机体处于应激状态。临床上中医应着重鉴别实证与虚证，如因实热之邪伤络应治以清心泻火、凉血解毒，方选三黄泻心汤、黄连阿胶鸡子黄汤之类。若为病及肝肾，由实转虚，出现肢冷汗出、脉微欲绝，是谓脱证，当以回阳救逆之法酌加凉血止血之品，寒温并用，益气活血。

9. 清热祛湿法

清热祛湿法用于各种湿热证候，中医学中的湿热证涉及西医学所说的多器官、多系统的病证，例如，肝胆湿热多指急性肝胆道的感染，最常见者如急性黄疸型肝炎、急性胆囊炎、钩端螺旋体感染等，治以清热化湿、疏肝利胆，代表方如茵陈蒿汤、栀子柏皮汤等。胃肠湿热常表现为急性胃肠道的感染，常有腹痛、腹胀、恶心呕吐或腹泻、里急后重等症状，一些常见的以消化系统炎症为主要特征的传染病如急性沙门氏菌感染、细菌性痢疾和阿米巴痢疾、霍乱、肠伤寒等也属于胃肠湿热证。常用方药如藿香正气散、白头翁汤、甘露消毒丹、三仁汤之类。清热祛湿法亦用于风湿袭表、发热、全身肌肉关节疼痛，相当于西医学所说的风湿热和风湿性关节炎，治以清热祛风燥湿，代表方如九味羌活汤、二妙散之类。

10. 清热利湿法

清热利湿法常用于发热而兼有小便不利或尿频、尿急、尿痛、小腹胀痛、腰部疼痛等症，或见面部浮肿，甚至全身浮肿，水液积聚于体内。上述证候，多见于西医学所说的急性泌尿系统感染、急性肾小球肾炎等症。清热利湿法常以苦寒清热与淡渗利湿之药同用，使湿热之邪从小便而去，常用方如八正散、五苓散之类。

11. 清热解毒法

清热解毒法通常用于瘟疫、温毒等多种热病病证。所谓热毒通常指急性热证所致的高热以及疼痛、斑疹、肺痈等一类较严重的炎症感染，中医称为热毒。西医学所说的急性化脓性扁桃体炎、病毒性腮腺炎、丹毒以及皮肤的化脓性感染等多属此类。常用药有黄连、黄芩、黄柏、蒲公英、板蓝根等，代表方如普济消毒饮、黄连解毒汤等。

12. 清热解表法

清热解表法是清热法与解表法同用的方法，通常用于外感热病初起，既有微恶风寒、鼻塞流涕、发热、头痛、肌肉疼痛等表卫症状，又有咽喉疼痛、口干口苦、心烦口渴、少汗或无汗、尿黄脉浮数等症，为表证较轻而里热较重的证候，故用表里双解之法。通常以辛凉解表药与苦寒清里药共同组方，代表方剂如银翘白芍汤，即在银翘解毒散方中加用黄芩、知母、石膏之类。

13. 滋阴解表法

滋阴解表法主要针对平素体质阴虚而感受外邪，需要发汗解表的患者而设。所谓阴虚，是指平素津液不足或血虚的患者，例如患有慢性消耗性疾病如肺痨（肺结核）、积聚（中瘤）、慢性失血性疾病，此类患者平素表现为肌肉消瘦、口干舌燥、皮肤干燥，若感染时邪，特别是温热病邪，容易使津血进一步亏损，故于发汗解表方中酌加生津养液、滋阴润燥之品。有时病邪本身就属燥热之气，或者所处时令为干燥季节，也须在解表方中加入生津润燥之品，前者的代表方如加减葳蕤汤，后者如桑杏汤或清燥救肺汤。

### 14. 益气解表法

益气解表法主要用于平素体质虚弱之人，例如老年人，病后体虚而发生急性感染性疾病的患者，中医学称为气虚外感，通常在解表方药中加用益气药物如人参、黄芪、白术之类。该类药物的主要功能是改善人体的机能状态，提高机体的抗病能力。人参常出现于益气解表方中，如人参败毒散、香苏饮、清暑益气汤、再造散等，这是由人参具有的特殊的药理作用所决定的。人参成分中具有生物活性作用的特质，主要包括人参皂苷、人参多糖、人参萜、人参烯等，人参皂苷可以提高大脑皮质的兴奋性，增强心肌的收缩力，提高机体的耐缺氧能力与抗疲劳能力；人参多糖可提高机体免疫能力。可见，所谓益气解表法，是在发汗解表药中加用益气药物，一方面可以改善人体的机能状态，提高人体的抗病能力；另一方面，可防止因发汗太过或发汗之后机体的机能状态低下，以致病邪不易排出，符合中医学"正气存内，邪不可干""邪之所凑，其气必虚"的理论观点。

### 15. 辛温解表法

辛温解表法适用于感染性疾病初起，特别是感受风寒或天气较寒冷时，恶风寒而发热较轻的外感表证，故又称发热风寒法，以麻黄汤、桂枝汤为其代表，常用药物为麻黄、桂枝、苏叶、藿香、荆芥、防风等。麻黄的有效成分为麻黄碱和伪麻黄碱，对流感病毒有抑制作用，对气管平滑肌有松弛及退热作用。桂枝主要成分为桂皮醛，有解热镇静作用。防风含有挥发油、甘露醇等，具有解热镇痛作用。临床上常以上述两种及以上的药物组成方剂，协同用药以增强其疗效。

### 16. 扶正解表法

中医理论认为，"正气存内，邪不可干""邪之所凑，其气必虚"。《灵枢·百病始生》云："风雨寒热不得虚，邪不能独伤人。卒然逢疾风暴雨而不病者，盖无虚，故邪不能独伤人。此必因虚邪之风，与其身形，两虚相得，乃客其形。"故疾病的发生，是由于病邪与人体正气及抗病能力相互作用所致。

正气不足为"虚"，邪气无形，谓之"虚邪"。人体正气不足，或由于内部脏腑器官气血功能的局部失调，给病邪入侵造成可乘之机。但临床上亦有特殊情况，某些病邪的致病力强，即使人体正气充足，一旦感染也会发病。故《素问·刺法论》云"五疫之至，皆相染易，无问大小，病状相似"。遇到这种情况，所有的人都应提高警惕，做好防范措施，防止自身的感染。

另外一种情况也要注意，所谓"邪之所凑，其气必虚"的"虚"字，不能单纯理解为人体正气的虚弱。疾病发生的主要矛盾在病邪，若患者体质壮实，有良好的抗病能力，应抓住病情的初始阶段，采取相应措施，祛除邪气，"邪去则正安"。故张子和在《儒门事亲》中强调："夫病之一物，非人身素有之也。或自外而入，或自内而生，皆邪气也。"因而强调先祛邪后安正。

但在临床上会遇到许多患者发病时"邪实正虚"的情况同时存在，例如老年人体虚、产后气血不足或平素体质虚弱之人，感受外来邪气而发病，若单纯地解表发汗，恐难达到目的。需要采取扶正祛邪之法，防止单纯用解表发汗之法造成人体正气进一步损伤，需要采取扶正祛邪的方法。

由于病邪的性质有风、寒、暑、湿、燥、火的不同，人体正气又涉及气血阴阳和不同的脏腑，故扶正解表法在具体运用上，应当按病情的需要，分别采取助阳解表、益气解表、滋阴解表等方法，代表方如败毒散、再造散、加减葳蕤汤等。

### 17. 温法

温法是指使用具有辛温性味或温阳散寒的药物祛除体内阴寒邪气、振奋阳气的方法，在急性感染性疾病过程中，使用温法有以下3种情况：①寒邪直中，阳气受损。临床表现为恶寒，肢冷，或恶寒重而发热轻，神疲，倦怠，懒言，腹胀满，或下利清谷，或呕吐频作，舌淡苔白滑，脉沉细或微细，如《伤寒论》中少阴病之麻黄附子细辛汤证，或太阴病中理中汤证。临床上常见于平素体质虚弱或老年患者，机体抵抗力低下，反应性降低的患者引发的急性胃肠道感染性疾病，例如沙门氏菌属感染、非典型霍乱或副霍乱亦可出现呕吐、腹泻、不发热或体温不升的情况。②急性感染性疾病经过病情演变，病情由实转虚、由热转寒，亦可出现虚寒证候，如《伤寒论》中描述的三阴病变，中医认为是由阳气受损、脏腑机能不足所致。如心阳不足，出现面色㿠白，肢体不温，心悸怔忡，脉象结代者，当振奋心阳，方选炙甘草汤。或因脾胃虚弱，脾阳不振，运化失司，出现腹部胀满，或恶心欲吐，饮食不纳，便溏腹泻，当温运脾阳，方选理中汤。或因肾气受损，水湿停聚出现面白及肢体浮肿，小便不利者，当温肾化水，方选苓桂术甘汤或金匮肾气丸。③厥逆证，在急性感染性疾病过程中，出现四肢厥冷、脉微欲绝或大汗淋漓，中医认为是"阴阳之气不相接顺"，是"阴阳离决"的危重证候，此时会出现血压下降，相当于西医学所说的感染性休克或并发低血容量性休克或心源性休克，治宜回阳救逆，代表方剂为四逆汤、生脉散之类，人参、附子之属是为常用。

# 第二节　论"病"

## 1. 论历节病

历节病是痹证的一种，以关节疼痛、游走不定、疼痛剧烈、屈伸不利为主要特征，又称为历节风、白虎历节、痛风等，属于行痹、痛痹的范畴。由于邪留关节，郁而化热，局部红肿热痛，则称为热痹。本病的病因，《内经》中有"风寒湿三气杂至，合而为痹"之说。《金匮要略》中强调"历节"的发生，内因是气血不足、饮食失宜，又外感风寒湿邪，滞留关节而成本病。

关节主要是由骨与筋构成的，肝主筋而肾主骨，故肝肾不足是历节病的重要病因。在临床上，许多高龄患者常有不同程度的骨关节病变。青中年患者得此病者，多与饮食失宜有关，即"饮酒汗出当风"所致。

仲景对于历节病的治疗，采取急则治标的原则，从其所用方药来看，以祛风、燥湿、散寒为基本方法，按照病邪性质、部位的深浅、正气的强弱而变化。如风湿之邪外侵而兼化热者以关节游走疼痛、发热为主要表现，治以祛风胜湿化热，方选桂枝芍药知母汤；

如寒湿之邪较盛，邪留关节，痹阻不通，关节疼痛剧烈者，治以温经散寒除湿，方选乌头汤。

### 2. 论痉病

从痉病的证候表现来看，符合热盛津伤、筋脉失养所致。《内经》有"风盛则动"之说，亦即后世所说的热盛动风、肝风内动之说。对于痉病，仲景以有汗与无汗将其分为刚痉与柔痉，类似于《伤寒论》中之"表实证"与"表虚证"。瓜蒌桂枝汤是由桂枝汤加瓜蒌根组成，以桂枝汤调和营卫，以瓜蒌根滋养津液，宜于太阳表虚证而有痉病之先兆者。葛根汤亦为《伤寒论》太阳病表实无汗而出现项背强几几的证候，在痉病欲发而未发之时，以桂枝汤调和营卫，以葛根为主药生津养液，舒缓经脉，以防其进一步演变成痉病。

从现代病理生理学角度分析，痉病的发生与中枢神经系统病变有密切关系，最常见于中枢神经系统感染，例如乙型脑炎与其他病毒引起的病毒性脑炎、流行性脑脊髓膜炎等，上述中枢神经系统病变常出现以"痉"为特征的临床表现。在急性感染性疾病过程中，由于持续高热或中枢神经系统的中毒症状，可出现假性颅内压增高、意识障碍、头痛、颈项强直，甚至惊厥抽搐、目上视等类似痉病的症状。最常见的是小儿因高热出现的"急惊风"证，亦与痉病相似。还有现代较少见到的由于外伤、伤口感染破伤风杆菌，发作时表现为苦笑面容、牙关紧闭、角弓反张，称为"金疮痉"，也属痉病的一种。

### 3. 论寒疝

所谓寒疝，并非后世中医学所说的"疝气"，也并非西医学所说的"疝"，它是指以腹中拘急而痛或以脐周围疼痛、胁肋部疼痛为主症，发作时伴有恶寒、肢冷、汗出一类的病证。

关于寒疝的病因，《金匮要略》云"腹中寒气""心胸中大寒""贼风入攻五脏"，都是强调由寒邪入于胸腹所致。寒疝的证候表现为"腹中痛"或"痛及胁下"或"绕脐腹痛"，或伴有"恶心腹胀""大便不通""手足厥冷"等症。仲景以脉论证，指出寒疝脉象多"弦而紧"，中医脉学理论认为弦脉主痛，紧脉属寒，也反映了本病的病机为寒邪。

## 4. 论中暍

暍证或称中暍，《金匮要略》又称为中热，即"太阳中热者，暍是也"。历代医家均认为"暍"为伤暑之证，以仲景所论"暍"的证候也符合伤暑的证候特征。暑为六淫邪气之一，《内经》中有"先夏至日者为病温，后夏至日者为病暑"之说。暑为热之渐，其性开泄，暑多夹湿，易伤阳气，这是暑邪致病的特点。

《金匮要略》中所论本病，多冠之以"太阳"，故知其所论病证当为暑邪袭表，故有发热恶寒、身重而疼痛、汗出而渴之症，为里热盛而津伤，仲景治以白虎汤。以石膏之辛寒清暑热之气，以知母之苦寒清热养阴，以人参益气生津，更助以粳米、甘草，益气和胃生津而治暑热伤气之证。

## 5. 论风湿热

中医学认为，风湿类疾病是由风邪与湿邪两种病邪相合侵犯人体所致的疾病，常与潮湿环境和天气变化有关，症状表现为关节、肌肉、骨骼等运动器官的疼痛与功能障碍。但中医学所说的风湿与西医学所说的风湿病是两个既相关联又有区别的病变，西医学认为，风湿病是由外源性或内源性物质引起机体的免疫反应，形成抗原抗体复合物，使组织和器官受到损伤和破坏产生的炎症反应。近年来研究表明，多种感染因子、微生物可直接或间接产生免疫反应。70%以上的风湿类疾病有关节、肌肉的病变，有些风湿类疾病长期可有较长时间的发热，称为风湿热，例如急性风湿性关节炎、系统性红斑狼疮、类风湿病等，该类疾病往往有长时间的低热，如《金匮要略》中云："病者一身尽疼，发热，日晡所剧者，名风湿。"这类风湿病的治疗当用祛风、利湿、清热之法，可用秦艽鳖甲汤化裁，也属清虚热的范畴。

## 6. 论痰饮

按照中医学理论，痰饮亦可称为淡饮，由于体内脏腑机能失调，导致水液的局部或全身性积聚，为痰饮之病，后人谓"稠浊为痰，清稀为饮"，合称为痰饮。人体水液代谢与肺、脾、肾、三焦、膀胱关系密切，尤与肺、脾有直接关系，"脾为生痰之源，肺为贮痰之器"。痰尚有外痰与内痰之分。一般而言，能经口咳出或咯出的呼吸道分泌物，称为外痰，如寒痰、热痰、燥痰等。而某些因内部其他脏腑器官病变停聚于体内的病理性产物，如顽痰、痰火、痰核、痰湿称为内痰，形成并停留于局部，可产生许多复杂的病证。从现代病理生理学的角度去认识，中医学所说的痰饮，主要是由于体内器官的炎症渗出物。其次为某些脏器的功能严重失调，导致水液漏出。例如心功能不全时可导致肺瘀血甚至肺水肿；肝功能不全、门静脉高压可导致肝腹水；肾功能不全可导致全身性水潴留。还有其他一些较少见的病证，例如严重的营养缺失可形成低蛋白水肿，甲状腺机能减退可导致黏液性水肿等。上述这些病证与中医所说的广义的痰饮有关。

### 7. 论奔豚

中医所说的奔豚病，可能与西医学中下述病证有关：

（1）腹型癫痫

腹型癫痫又称胃肠型癫痫，是癫痫的一种类型。其特点是发病时先觉腹部疼痛，自觉有一股气上冲至胸部，随之出现意识丧失及短暂性昏迷，可自行清醒，且反复发作，发作过后做脑电图检查可发现慢波及 θ 波。

（2）功能性腹痛

功能性腹痛本病多发生于儿童，以6～13岁多见，临床表现以突发性剧烈腹痛为主要特征，一般解痛、止痛、镇静均无效，各项检查可排除胃肠道疾病。近年来有学者认为本病与太阳神经丛炎有关，太阳神经丛亦称腹腔神经节，主要功能是对胃肠道的运动起调节作用。

（3）腹主动脉异常搏动及间歇性腹主动脉异常搏动综合征

腹主动脉异常搏动，常见于较消瘦的人，腹壁肌肉较松弛，可观察到剑突下至脐上有明显的搏动，频率与心率或脉率一致。用手触摸有明显的节律性搏动，且可明显触摸到腹主动脉的形态。此种情况亦见于身形高瘦且有胃下垂的患者，部分患者因胃部不适求诊，亦有部分是因感觉到腹部的异常波动求诊。间歇性腹主动脉异常搏动综合征与上述情况不同，往往是突然发觉腹部的异常波动，持续时间数分钟到数小时不等，发作时伴有腹部不适、心悸、气短等症状。有学者认为本病与自主神经失调和情绪有关，类似于奔豚病。

### 8. 论水肿

《金匮要略》提出"腰以下肿，当利小便；腰以上肿，当发汗"以及"可下之"的三大治病原则。简言之，即发汗、利尿、攻下三法是中医界治疗水肿病的基本方法。

引起水气病的原因是多方面的，水肿只是疾病的外部证候之一。通过发汗、利尿、攻下等方法，可以消除体内积聚的过多的水液，通过体内水液的再平衡使局部或全身积聚的水液消除，水肿便可消退，但引起水肿的内部脏腑功能的病变是否会由于水肿的消退就得以恢复尚属存疑。

正确看待发汗、利尿、攻下在水气病治疗中的作用，也是必要的。因为中医的汗法不仅是单纯的发汗，而是通过发汗解除在表的病邪，其手段也是多样的。根据在表病邪的性质，结合人体不同的机体状态，可采取辛凉解表、辛温解表、祛湿解表、滋阴解表、益气解表等方法。在发汗解表的同时尚有去除致病原、排出病理过程中体内产生的毒素、调节人体机能状态的作用，从而减轻或消除患者的自觉症状，帮助疾病的恢复。利小便的主要目的是排出体内过多的水液，临床上注意到，所谓"腰以下肿"多是指水气病发生之初，先从足部开始，然后逐步向上蔓延。此类水肿，最常见于心功能不全的患者，通过利小便，排出过多的水液，其直接效果是减轻心脏的前负荷，对心衰的改善起直接作用。而且中医利小便的方法也是极为丰富的，例如，由于脾湿不运致小便不利者，可用健脾化湿之法，方选五苓散、苓桂术甘汤之类；若由于心肾阳虚，气化失司者，可用温心阳、益肾气之法，方选真武汤、金匮肾气丸之类。利小便之法在通过利尿排出水液的同时，也有调节人体机能状态、改善自觉症状、促进疾病恢复的作用。下法是运用具有泻下作用的药物，消除积滞、荡涤胃肠、通导大便的方法。在水气病中运用此法在于消除肠道内的积水，减轻腹腔内水液停聚。下法按病变的性质不同可分为寒下、温下、润下等，并根据患者的体质强弱，采取先攻后补或攻补兼施，达到扶正祛邪的目的。

# 第三节　论四季"病"

## 1. 论"春多风病"

所谓"春多风病"是指春天容易发生像伤风、感冒一类的证候，例如《伤寒论》中的太阳中风证、太阳伤寒证、温病中的风温证都属此类。从西医学角度来看，该类病证多属于经呼吸道感染的疾病，且多有不同程度的上呼吸道感染症状如恶风寒、头痛及全身肌肉疼痛、鼻塞、流涕、咳嗽等。"春多风病"并非说其他季节没有此病，恰恰相反，中医认为"风为百病之长""四时皆有风病"，这是由于风邪易与其他邪气相合而为病。常见的如"四时感冒"就像西医学所说的感冒和流行性感冒一样，一年四季都可出现，而经由呼吸道感染的疾病一年四季都可发生是同一道理。

## 2. 论"夏多热病"

"夏多热病"是指夏天多发生以高热为主要特征的温热病证，除了流行性感冒之外，还有多种以蚊虫为媒介的传染病，例如近年来常在南方较大范围内流行的登革热、乙型脑炎、斑疹伤寒等。此类疾病往往没有上呼吸道感染的前驱症状，而以持续高热甚至超高热、不同程度的发斑疹为主要特征，由于超高热以及中枢神经系统受损，常出现意识障碍、昏迷、抽搐的"逆传心包"和热盛动风证候。

## 3. 论"长夏多暑病"

"长夏多暑病"，长夏是指夏至之后，处暑之前的节令，是一年之中气温最高、气候潮湿多雨的节令，气候特点是暑多夹湿，所患疾病也具有这个特点。暑病一是指直接受暑之气而病，例如在户外受阳光照射，引起体温升高和颅内压升高，出现的中暑，西医学称为日射病或热射病。个别体质较差的人，即使不在日光直接照射到的室内，有些人也会出现心烦意乱、注意力不集中、厌食等症状，称为阴中暑，亦称为"心理中暑"。这是由于气候因素直接引起疾病的典型例子。暑病的另一种情况是指在暑天出现的急性热病，例如暑天感冒、暑湿、暑痢、暑风、暑疟等。就西医学而言，大体上包括发生于暑天的流感、流行性乙型脑炎、痢疾等。

### 4. 论"秋初多湿病"

秋初是暑天之延续，气温偏高而雨水较多，湿度较大，最常发生的急性热病有伤寒（湿温）、霍乱吐泻之类的病证，这类病证多经消化道传播，有明显的消化系统症状，如呕吐、腹泻、身热不扬、胸腹胀满等典型的湿热候，病情重且病程长。近年常发生的秋季腹泻，也属此类疾病。

### 5. 论"晚秋多燥病"

晚秋天气渐凉，干燥少雨，相对而言，此时出现的急性热病较少，较多的是上呼吸道感染，如口鼻干燥、眼干涩、咽喉疼痛、干咳少痰，中医称为秋燥。叶天士所言"秋深初凉，稚年发热咳嗽，证似春月风温症"便属此类。

### 6. 论"冬多寒病"

"冬多寒病"指冬季气候寒冷，对于儿童、老年人或平素体质虚弱者，长时间处于寒冷的环境下，抵抗力下降，易患伤风、感冒一类的病证，原有呼吸道慢性疾病的患者也常于此时发作。某些在冬季流行的传染病也会间发流行，值得注意的是感受"寒邪"而发病者，往往多以"热病"的形式出现，正如《素问·热论》所言"人之伤于寒也，则为病热"。

# 第四节　论现代病

### 1. 论代谢综合征

代谢综合征是指人体的蛋白质、脂肪、碳水化合物等物质发生代谢紊乱的综合病理状态，称为代谢紊乱症候群。其特点为集多种代谢紊乱于一身，包括肥胖、高血糖、高血脂、高尿酸、高血压、心脑血管疾病、糖尿病、脂肪肝、痛风等。

本病的病因与遗传因素、运动与体力活动缺失、不良的饮食习惯、年龄等因素有关，其临床表现除涉及糖代谢异常、高脂血症、高尿酸血症的临床表现外，常有体型肥胖、倦怠乏力、动则气促、心悸、眩晕等精力不足的表现，且常出现心脑血管等并发症。治疗要配合合理的饮食，控制总热量的摄入，适当运动以消耗过多的脂肪，中医以益气活血、祛湿化浊、轻宣消导之法作为基本治则。

我常以保和丸为基本方进行加减。但同时应注意，代谢综合征往往合并有糖尿病、高脂血症、高尿酸血症、高血压及心脑血管并发症。临床上多表现为虚中夹实，且更多情况下为表实本虚之证。故治法上当遵循标本同治的原则，诚如"缓中补虚"的大黄䗪虫丸证，方中以大黄、䗪虫、虻虫、水蛭、蛴螬、牛膝以活血化瘀，以芍药、地黄养血补虚，杏仁理气，黄芩清热，甘草、白蜜益气补中，消补兼施，亦即"缓中补虚"之法也。

2. 论疲劳综合征

疲劳综合征又称为慢性疲劳综合征，因过度劳累、工作压力过大、饮食不规律及精神环境因素等造成神经、内分泌、免疫、消化、循环、运动等系统的功能紊乱，但一般没有明确的器质性病变。主要临床表现首先是心理方面，如心情抑郁、情绪不稳定、急躁多怒、记忆力下降、反应迟钝等。在形体方面多表现为消瘦、面色无华、皮肤色素沉着、干燥、毛发脱落、全身乏力、肌肉关节疼痛、食欲消退、便秘或腹泻，常伴有失眠、尿频尿急、性功能障碍。临床上可根据不同证候特点进行辨证施治，若属心脾两虚者选用归脾汤加减，气血两虚者选用归脾汤或人参养荣汤加减，肾气不足者选用六味地黄汤加减，心血不足者选用天王补心丹加减，常可取得理想疗效。

3. 论癌症发热

癌症的发热常为持续低热，常在38℃以下，与肿瘤的局部坏死、吸收有关，也可伴有其他的炎症感染，例如肺癌可伴有慢性阻塞性肺疾病，也可合并细菌感染等，此时患者体温会高于38℃，肿瘤产生的毒物进入血液也可引起发热。这种发热往往无规律，有时上午，有时下午，有时晚上，有时持续发热不退，时高时低，有时还伴有恶寒，这种无规律的发热就是癌症的发热特点。我曾见一名19岁男性青年，咽喉疼痛及持续高热1周以上，曾在当地医院治疗未见好转，转入我院急诊科观察，邀我会诊，据主治医师介绍初步诊断为化脓性扁桃体炎，我注意到患者精神状态差，面色苍白，不像一般上呼吸道感染，急查血常规，初步诊断为急性粒细胞白血病，应家属要求，请来中山大学附属第一医院、南方医科大学第三附属医院血液病专家会诊，一致诊断为急性粒细胞白血病，随后转院治疗。这是一例以虚证发热为特点的肿瘤患者，极易漏诊。

# 第五章 人才培养

## 第一节 我国大学为何培养不出大师

钱学森与温家宝总理曾有过一段谈话，钱学森问温总理："为什么我国的大学培养不出大师？"我想这个问题钱学森是有他自己的见解的，他不是不便直言，而是有意让温总理去思考，也让当今管理高校的领导和教育者去思考，让国人对此予以重视。

我在1959年进入高等学校，学的是中医学专业，但我同样重视对西医学的学习，大学中也接触了当代自然科学，在6年的学习期间，我专于学业，成绩名列前茅。我对多种科学知识深感兴趣，例如入学的第一学期，我在图书馆中看到美国科学家维纳的《控制论》后，认为控制论中的自动控制、反馈联系、黑箱原理、信息等与中医《内经》中的阴阳五行学说、藏象经络学说、治法等理论，有着许多共同的思维方法和规律。于是我长期研究控制论与中医理论的基本原理，并写出了《控制论与祖国医学》一文，首先交给金匮教研室的杨老师审阅，他对我的提法很感兴趣，并认为很有意义，但他不懂控制论，要我交给生理教研室的年福生老师看看。年老师读完文章后，告诉我这个发现很有意义，认为我的观点是正确的，但他不懂中医理论，并叫我试投《中医杂志》。稿件发出一段时间后，收到编辑部来信，杂志社认为这篇文章不属于单纯中医学的问题，建议改投某学术杂志。当时我已准备到医院临床实习，就把此稿搁置，之后便是毕业考试。一转眼过了10年，一次我有事回到学校，碰到杨老师，当时他已任学院院长，他告诉我，学院已成立"控制中医论"研究室，对中医与控制论的关系进行研究，并采用了电子计算机手段，他又说，学院依然承认我是最早应用控制论的观点去解释中医理论的。我记录这段文字的目的是要说明一个问题，在学生时代，特别是在大学阶段，学习专业知识的时候，要思维活跃，敢于多学科研究，进行创造性思维的重要性。

还有一个例子，当年我在学习西医学时，一位讲授西医外科的老师，讲到人为什么会得痔疮，而且发病率很高时。老师说痔疮的发生是由于人的痔静脉没有静脉瓣，而痔静脉在人体的躯体中离心脏最远，一般来看，低于心脏的静脉是依赖静脉瓣以及肌肉收缩使静脉血回流，所以凡低于心脏的静脉都有静脉瓣，但痔静脉没有。我曾问过这位老师为什么会这样，他说不知道，要去问解剖学的老师，我记得当时问过讲授病理生理学与病理解剖学的董良仕老师，她为人和蔼可亲，是董必武的亲侄女，我们关系良好。她告诉我，痔静脉在解剖上确实没有静脉瓣，故长期行走、久坐或妊娠后会引起痔静脉瘀血，甚至形成血栓，再加上感染形成痔疮，但为什么没有静脉瓣不得而知。

国庆节后，适逢学校放假，我打算去汉口中山公园看菊花展览。到公园后，才发现前一天晚上下的一场大雨使菊花已多数凋残。我索性到后面的动物园里去玩，里面的动物种类不算多，但也很可观，经过猴山时，我发现猴子多数可以直立，但一直在地上行走时，四肢落地，这时它的臀部翘起，臀部高于心脏位置。于是我悟出一个原理，原来所有动物，包括与人类最为近缘的灵长类的猴子，当其行走时也是臀部最高，如果痔静脉有静脉瓣，那么血液就不能回流，于是我从生物进化论的原理，联系到人是从动物进化而来，即使变成人，还是保留了动物的某些特征，痔静脉没有静脉瓣，就是从进化的过程中保留下来的。

回到学校后，我根据当时的发现写了一篇小品文"痔静脉为什么没有静脉瓣？"我不知道是否有人问过这个问题，但我认为许多老师都说不清楚，让我来做出解释还是有意义的。不久，院报的把关人员要我对此文做修改，删去一些语言文字中的修辞之词，否则不能发表。本来作为一篇科学小品文，文字就不算多，他不满意我用了一些例如"忽然一夜秋风起""吹落黄花满地金"之类的词句，我也表示不满而把文稿收回。可见当时在大学中对学生思想的束缚是如此严重，何论发现与创新，何来培养严谨的治学与创新性思维？如何去培养"大师级"人才？

在读大学的时候，我觉得在教学的目的上、方法上存在问题，老师只对着教材的内容讲授，而缺乏启发性，强调"教育为无产阶级政治服务，教育与生产劳动相结合"，并且最严重的是在学术上带有政治色彩，例如生物学课程，只讲学派，而将学派称为反动学派，不让学生涉猎，在学院中根本找不到国外有关的专业书籍，只讲马克思主义的辩证唯物主义与历史唯物主义，批判形而上学，而对当代西方的哲学思想和方法论避之如洪水猛兽，试看当今行进的科学技术人才，均离不开对科学、哲学、先进思维模式的学习，国外的自然科学家均以获得哲学学位为标准，因为先进的哲学方法是解开具体学科理论的钥匙，是对事物高层次的认识，是一种科学的思维方法，现代高等教育缺的就是这个层面。中国高等教育理念存在的问题中，表面上是为国培养人才，但实际上是为了解决自身的存在与否。

学校里缺乏思想开放、学术争鸣的局面，是办学失败的主要原因，没有学术民主，就没有学术自由，如何造就大师级人才？

我真希望再次走进高等学府，重温青年时代的理想与梦想，再创一番事业！可惜那只是白日的梦矣！

## 第二节　论中医的师承问题

师承又称为师传，是中医传统的教育模式，中医历经数千年而延续至今，有赖于此。中国历史悠久，地域广阔，在不同的历史文化背景下产生了众多的中医派别，例如以张仲景学说为主体的"伤寒学派"；宋、金、元时期形成的寒凉派、攻下派、脾胃派、滋阴派；以《太平圣惠和剂局方》为主体的"局方派"；以温病学说为主体的"温病学派"。还有隐于民间的大大小小的学术门派，例如广泛流行于西南地区的补阳学派等，亦有其各自的长处、特点。

中医在临床上是一门经验医学，经验的积累是一个漫长而艰辛的过程。出于学术上的保护以及门户之见，当然不能轻易公开示人，所谓"非其人不传"。这里面还有一个原因就是医生是一门职业，是衣食父母，只有建立在相互信任的基础上，如亲密无间的师徒、父子之间，才可倾囊相授，单凭课堂教学，永远做不到这一点。这就是说，中医的传承，特别是涉及核心部分和关键部分，大到一个学术派别，小到个人对某一疾病的经验体会，特别是用之显效的秘方，都不可能在课堂教学中得到传承，最有效的办法是采用传统师徒相授的模式。因而，我们提出以下3种方式作为高等中医院校的补充形式。

一是开办中国传统的"国医馆"，规模宜小不宜大，招收少量学员，做到集中讲学与私相授受相结合、理论与临床相结合，定期或不定期由政府主管部门集中考试考核，合格者授予相应的中医职称，便可以自行开业行医。

二是鼓励名老中医以个人的名义带徒授艺，不拘时日，学有所成者通过相应的考核或考试，承认其相应的学历和取得中医执业资格。

三是对现有的执业中医按不同级别进行中国传统文化与中医经典著作进修，举行相应的考核，培养名副其实的新一代名中医。

# 第三节　论中医的传承

中医学有其自身的特点，它要求学生热爱中国传统文化，且有一定的基础，有相当的语文天赋和较好的古汉语知识，倒不需要在数、理、化方面有什么天分，这叫作"择材施教"。像我国一位著名作家，当年报考清华时，数学是零分，之所以被录取是看重他在文学方面的天赋，终于造就一代文豪。中医药院校的招生可以借鉴于此，采取相向选择的办法，学校在招生时应有自主权，不一定要参加全国统一招生，可由中学直接推荐。

在解决师资和学员素质的前提下，重要的问题便是课程设计。其实，自从中医高等院校开办以来，在课程设计上一直进行探索和改革。首先是教材的修订改版，然后便是中、西医课程的比例等，但有一点是至关重要的，便是如何在高等教育阶段为培养出高水平的中医学生打下基础。由于中医学与中国传统文化关系密切，因此必须注重向学生灌输传统文化知识，包括古代汉语、文字学、训诂学、文献学、天文历法，甚至乐学、术数皆可涉猎，让学生开阔视野，提升学生对中国传统文化的兴趣和驾驭能力，为学好中医经典著作打下坚实的基础，亦为今后的进一步提高创造条件。

重新确立经典著作在中医高等教育中的地位，其中《内经》《伤寒论》《金匮要略》《温病条辨》《温热经纬》等书中的重要条文应认真背诵，让校园书声四起，蔚然成风。对原有的《内经选读》《伤寒论选读》进行修订，同时编辑相应的《参考资料》，选录历代名家的注释供学生参考。有关经典著作教材的审定，不但要有该门课程的教师、学者参与，还应邀请古汉语、文字训诂学的专家参与，以免在语言文字上出错。

# 第四节　论现代中医的教育模式

20世纪50年代，中医专业已正式纳入国家高等教育范畴，开办中医院校不得不说是中医药学发展史上的一大进步。在此之前，中医的传承主要靠民间中医的师徒相授以及为数不多、规模很小的国医专科学校。中医院校的开办，一是承认了中医作为一门学科的地位，二是肯定了中医在卫生保健、疾病防治上的作用，三是可以批量地培养中医人才。

中医专业的开办没有既定的自身的教学模式，基本上是参照西医院校的形式和方法，没有注意到中医和西医是建立在两个不同文化背景之上的。传统文化与现代思维之间，往往发生冲突。例如，一方面在讲授阴阳五行学说，另一方面在讲授唯物论辩证法；一方面在讲授中医的脏腑学说，另一方面在讲授现代生理解剖学。老师各讲各的，没有考虑到两者之间的差异如何去解析和说明，同时灌输到学生身上会产生什么效果。举例而言，当年我们学习《素问·灵兰秘典论》中"心者，君主之官也，神明出焉"的时候，有位同学就写了一张大字报，贴在《内经》教研室的门上，用他所学过的生理学知识，批评老师对"心"的功能的解释，他认为"心"是血液循环的器官，与精神思维活动无关。由此掀起了一场风波，校方认为该同学专业思想不巩固，对老师不尊重，组织同学进行专业思想教育并对该同学进行批评。现在想来，这里有两个方面的问题，一是学生不明白中医学所说的心与现代生理解剖学中的心脏是两个同名异物的概念，其内涵与外延不一样，不能以此来说明中医不科学。二是，授课的老师也没有注意到这一点，造成学生的误解。无独有偶，我有一位同学曾写过一篇名为《论胆腑》的文章，认为《内经》中"胆者，中正之官，决断出焉""凡十一脏取决于胆"的说法是错误的，也是出于同一个原因。

当前中医界确实存在高学历、低能力的情况，这主要是指运用中医理、法、方、药处理疾病的能力。造成这种情况的原因是多方面的，若单从高等院校教育的角度来看，中国有句古话，叫作"名师出高徒"。"取法乎上，仅得乎中，取法乎中，仅得其下"。但是，即使任教的都是名师，仅凭在校的几年时间，也只能是进了中医的门，要成为一个名副其实的中医，需要多年的培养。

# 第五节　面向 21 世纪中医药事业的思考

21世纪是人类社会发展阶段中一个突飞猛进的时代，社会的文明与进步、经济的高速发展、科学技术的日新月异是现代社会的基本特征，医学作为科学技术的一个重要组成部分，在21世纪也取得了长足的进步，特别是西方医学发展尤为迅速。相比之下，传统的中医药学的发展则显得滞后，如何使中医药学继续发扬光大，为下一个世纪人类的医药卫生保健事业作出新的贡献，是一个迫切需要研究的、具有战略意义的课题。为此，本文仅以个人的认识对中医学的现状与未来进行初步的探讨。

## 一、中医学的历史回顾

中医学在漫长的人类历史长河中有过光辉的成就和杰出的贡献，据史料记载，早至西周时期，中华民族已经有非常丰富的医学活动，而同时期已经建立起国家医药管理机构，有临床医学的分科以及医师的考核制度。春秋战国时期，《内经》就是在大量总结医学实践活动的基础上，以当时具有朴素的唯物论与辩证法的阴阳五行学说作为指导思想，广泛吸取了当时自然科学等方面的成果，用以解释和阐述人体的生理功能、病因、病机、治法。该书的出现一方面标志着中医理论体系形成，另一方面使中医学从原始与朦胧中解放出来，使"医巫分家"，正如《内经》中所说"道无鬼神，独来独往"，从此中医学按照其自身的规律和体系得到发展。我们把《内经》的成书作为中医学第一次变革的标志。

东汉末年，张仲景在继承《内经》学术思想的基础上，总结前人及自己的学术与经验著成《伤寒杂病论》，仲景不但对外感性疾病确立了"六经辨证"的法则，而且对内科杂病建立起了比较完整的理、法、方、药的辨证论治体系。这是自《内经》以来对中医学最具影响力、具有重要临床价值的医学专著。《伤寒论》的成书，标志着中医学已经进入理论体系的成熟期，是中医学发展的又一次变革。

宋金元时期是我国历史上封建社会的发展时期，由于战争与和平、分裂与统一的交替，促进了我国社会政治、经济、文化的发展，也大大促进了中医药事业的发展，从而形成了中医学名家辈出、百家争鸣的新局面。当时著名的医家如刘河间、张子和、李东垣、朱丹溪等，从不同的观点与角度对中医学的理论和临床广为阐发，极大地丰富了中医的理论与临床，促进了中医的学术发展，这是中医发展史上的另一次重大变革。

明清时期，我国社会由封建社会的鼎盛时期逐步走向衰落，由于社会生产力的发展、科学技术的进步，特别是通过对外的交往与西方资本主义的入侵，西方文化与西医学进入我国，这一时期的中医学以温病学派的兴起为代表，标志着中医学术发展的一个新的台阶，中医学的发展受各种因素的影响而停滞不前，再没有出现重大的突破。

回顾中医学发展史中上述4个阶段，或者称为4次重大的变革，有以下几个基本特点：一是，每次中医的发展和变革都与社会经济发展关系密切，春秋战国时期是我国社会由奴隶制向封建制社会过渡，生产力得到解放和迅速发展；汉代是我国封建社会的发展时期；宋金元时期是封建社会的成熟期；明清时期则是封建社会的衰落与资本主义萌芽时期，随着社会制度的变革，社会经济、文化、科学技术得到发展，促使中医药事业得到新的发展。二是，每一次中医学术的变革都是在以往中医学发展的基础上，通过大量的医学活动、经验的积累而引发理论上的重大突破。三是，每一次学术上的重大突破都是在学术争鸣的基础上发展起来的。注意到这几点，对于我们如何抓住机遇，加强中医药新的突破的到来，具有重要的意义。

## 二、中医学的式微

清代末年至中华人民共和国成立初期，是中医学由全盛走向式微的过程，国内的民族矛盾、国外资本主义列强的入侵使封建社会崩溃，中国逐渐沦为半殖民地半封建社会，加上连年战乱、经济破坏，医药卫生事业得不到应有的重视和发展。而此时西医学由于不断吸取自然科学的成果，发展迅速，解剖学、生物学、病原微生物学、生物化学、药物学成为西医学的基础学科，从而奠定了西医学的基本模式，并取得重大突破。西医学传入我国并逐步占领医学阵地，使中医学的发展受到严重的影响。

西医学的发展，是建立在当代科学技术发展的基础上，它是一个开放的系统，自觉地汲取当代科学技术的新成果、新观念、新理论、新方法。相比之下，中医学是一个相对封闭的系统，始终遵循数千年来形成的中医理论体系，与现代科学技术的发展脱节。

中医理论体系的框架是以古代阴阳五行学说作为指导思想而确立起来的。阴阳五行学说虽然具有朴素的唯物辩证观，但毕竟不是科学的唯物辩证法，本身就掺杂有唯心论与形而上学的成分，使中医理论体系及其方法论具有严重的缺陷。从某种意义上说，中医理论体系仍然处于哲学加经验这样一种模式之中，而极少有人对此质疑。反观西医学，它是自觉或不自觉地运用唯物辩证法的思想。在方法论上，广泛使用当代先进的进化论、系统论、控制论、信息论、协同论等思维模式与方法，两者的差距显而易见。

在临床医学方面，中医学沿袭自《内经》《伤寒论》以来所形成的理法、方药、四诊八纲、辨证施治的原则，对疾病的认识在多数情况下停留在以人所能感知的望、闻、问、切的基础上，运用中医传统理论去解释病因、病机、证候，缺乏对人体的生理、病理变化的深层次观察。与中医学宏观的、总体的观察与分析方法相比，西医学已逐步进入微观的、深层次的，甚至到分子水平的观察分析。难怪有人认为，中医学仍然停留在"经验医学"的水平上，并非完全没有道理。

在世界医学史上，中药学是最早发展起来的与医学相关的一门学科。早在春秋战国时期，世界上第一部药学专著《神农本草经》已经诞生，经历代医家的不断补充，至明代李时珍的《本草纲目》，更为世界医药学工作者以及植物学家、生物学家所瞩目。问题在于，中国药学理论始终停留在数千年以来形成的"四气五味""升降浮沉""归经"的基础理论上，没有进一步的发展与突破。而西医学中的药物学，虽然也是从"自然药物"开始，但由于运用了化学分析、定量、定性分析的方法，较快地进入由有效成分的提取以至化学人工合成药物的方法，并对药理学、毒理学、药代动力学等进行深入的观察研究，形成了以化学药物为主的现代药物学。特别是抗生素的发现明显地提高了治疗感染性疾病的疗效，这是传统中医所不及的。

　　以上只是列举了导致中医学式微的部分原因，至于影响中医学发展的社会因素、人为因素等，这里不予论述。

## 三、西方医学的困惑

　　目前，许多人习惯把西医称为西医学，实在是有值得商榷的余地。严格地说，西医学应包括现代西医与现代中医两大医学体系。前面我们对传统的中医学的劣势与现代的西医学的优势进行比较，但并不等于中医学就没有自身的优势，西医学也并非完美无缺，实际上即使是现代西医学也面临着严重的困扰。

　　随着社会的发展，医学模式也在发生变化，过去西医传统的生物医学模式也逐渐向生物→心理→社会模式过渡。西医学虽然已经注意到社会环境因素，以及生活节奏的紧张对人体的心理造成的影响和由此而来的疾病，但基于此尚无良方良策。而中医学早在《内经》中已经注意到天人合一的整体观念，注意到人类生存环境、社会、心理因素对疾病的发生、发展、变化的影响，中医病因学说中的"三因"学说，明确指出了"七情"致病的理论，这是现代西医所不及的。

　　由于人类社会的发展、科学技术的进步、医药卫生保健事业的完善，人类的寿命延长了，由此带来了疾病谱的变化。由于年龄增长所致的器官退行性病变，例如冠心病、原发性高血压、糖尿病以及由此而产生的各种并发症，正在急剧上升。又如许多由细菌等引起的感染性疾病，由于实行人工免疫而得到控制，如天花、麻疹、百日咳等过去广为流行并严重威胁人类健康与生命的疾病基本消失或得到有效的控制。此外，由卡波氏病毒、流感病毒、肠病毒等引起的疾病正在世界各地广泛流行，其他如恶性肿瘤、乙型肝炎等，西医目前对其尚无有效的方法。

　　现代西医药物学虽然取得了很大的进展，但也带来了不少的问题，抗生素的发现曾经是西方医学史的一大飞跃。目前，不同抗菌药物对各种感染性疾病的治疗取得了显著的效果，但令人困扰的是各种耐药菌株也在不断地出现，且不谈抗生素本身带来的副作用，许多抗生素的疗效正在令人失去信心。另外，许多化学合成的药物的毒副反应也令人担忧。例如"反应停事件""氯贝丁酯事件"等，都引起医学界的广泛关注，并对化学治疗方法产生疑虑。在自然界中寻找天然药物成为现代药物学工作者的热门课题。

以上只是列举现代西医学所存在的部分问题，不难看出，西医学也正面临着严峻的挑战，中医和西医都有着发展的空间和广阔的前景。

## 四、中医学的历史性变革

中医学在漫长的历史发展过程中，有着不同阶段的变革，每次变革都使中医学得到了迅速的发展，时至今日，中医学又将处于新的历史性变革的时期，对此我们作如下的分析。

### 1. 变革的酝酿

前面我们曾分析过，清末以来由于社会的动荡、西方医学的传入与迅速发展，对传统的中医学产生冲击，引起中医药工作者的关注，促使他们对传统中医学进行认真地思考。清代著名医家王清任，敢于正视传统中医理论的不足，效法西医学的某些研究方法，进行大胆的探索与批判。他所著的《医林改错》，对许多中医传统理论进行质疑，希望可以引起广大中医学者的关注，但限于历史条件，有些观点未必正确，但王清任的学术成就与变革思想是不容置疑的。与此同时，一批有见识的中医药工作者努力学习西医学，把中西医两种理论相互解释，并把西医学的一些方法与中医结合起来，希望可以既学习和运用西医学，又保持中医基本理论体系，所谓"以中为体，以西为用"，形成所谓"中西贯通"学派，张锡纯、秦伯未等为这一学派的杰出代表，限于各种原因，"中西贯通"的愿望未能实现，但他们也在这两个医学体系的关系上做了有益的探索。

民国时期，政府实施限制中医的政策，甚至明令禁止中医，提出"废医存药"，至中华人民共和国成立初期，中医药事业几近崩溃，党和政府及时制定了中医政策，毛泽东主席指出："中国医药学是一个伟大宝库，应当努力发掘，加以提高。"全国首批高等中医药院校、国家中医研究院、各省市中医院相继成立，使中医药事业得到迅速地恢复和发展。针对当时中医学的现状，政府提出了"西医学习中医""中西医结合"的号召，目的在于运用西医的自然科学知识和西医学手段，继承和整理祖国遗产，这一政策延续至今，虽然与期望的"创造我国统一的新医学，新药学"还有一定差距，或者说这种提法未必恰当，但有一点是肯定的，中医学已经开始摆脱自我封闭的桎梏，向西医学借鉴了发展的经验。

20世纪50年代建立起来的高等中医药教育，不但改变了中医传统的师承方式，更重要的是现代培养的中医工作者已经具有较高文化知识和现代科学技术知识，同时又掌握西医学知识。现代的中医药工作者，尽管在学术中有所侧重，但基本上都能掌握中西医两种理论和方法。

自中华人民共和国成立以来，逐步建立了各级中医院和中医研究机构，近年来更是出现了一批三级甲等中医院和国家示范中医院。中医临床科研机构的建立在一定程度上促进了中医学的发展，它不仅为中医药工作者提供了临床和科研的基地，它还拥有现代科学技术的装备以及现代化诊疗设备，容纳中医、西医多学科人才，运用现代科学管理手段，能对疾病的不同阶段进行全面的检测和临床疗效观察，是中医学产生历史性变革的基础。

## 2. 21世纪中医药事业的展望

通过以上分析，可以看出中医学走过了20世纪艰难曲折的历程，我们终于看到了中医学的曙光，21世纪是中医学发展史上的又一次重大变革时期，我们将看到世界新技术革命、科学技术的新成果进一步改变中医学的面貌。系统论、控制论、信息论、协同论等思维方式和方法论将改变中医学传统的思维模式。日趋完善的高层次的中医学教育将培养出高素质、高水平的现代中医药科技人才。中医临床医学将得到进一步的发展，尤其在功能性疾病、康复医学、老年医学、自身免疫性疾病、病毒引起的疾病方面取得比西医更好的疗效。运用中医、中西医结合的方法将进一步扩大中医治疗范围，并进入临床学科的各个领域。

中医学不仅在中国，也将被世界各国的人所认识和接受，并为世界人民的医药卫生保健服务。概括来说，中医药科学的现代化，将是新世纪中医药变革的基本特征。

# 第六章　经典读书笔记

## 第一节　脑病相关篇章

《素问·本病论》云："心为君主之官，神明出焉，神失守位，即神游上丹田，在帝太一帝君泥丸宫下。""脑主神明"是中医基础理论的重要内容，关于脑的生理"脑为元神"有以下经典条文参阅。

《灵枢·海论》云："脑为髓之海，其腧上在于其盖，下在风府。"此句论述了脑的解剖位置。

《灵枢·海论》云："髓海有余，则轻劲多力，自过其度；髓海不足，则脑转耳鸣，胫酸眩冒，目无所见，懈怠安卧。"此句论述了脑的生理功能主要与人体某些运动及头部某些器官功能有关。

《灵枢·本输》云："项中央之脉，督脉也，名曰风府。"

《素问·骨空论》云："督脉者……贯脊……络脑。"此句论述了督脉与脑的关系。

《素问·调经论》云："志意通，内连骨髓，而成身形五脏。"

《灵枢·本脏》云："志意者，所以御精神，收魂魄，适寒温，和喜怒者也……志意和则精神专直，魂魄不散，悔怒不起，五脏不受邪矣。"

《灵枢·师传》云："身形肢节者，脏腑之盖也。"

《灵枢·经筋》云："左络于右，故伤左角，右足不用，命曰维筋相交。"

脑的解剖位置：居于头盖骨内，下连督脉、脊髓。

脑的功能：志意的疏通往来，亦通过督脉、脊髓而外以支配身形肢节，内以调控脏腑的活动。

# 第二节　《伤寒论》治法在脑外科疾病急慢性期中的运用初探

《伤寒论》奠定了中医学辨证论治的理论体系，至今仍有效地指导着中医各科的临床实践。我在临床实践中，宗仲景法，用经典方，治疗颅脑损伤、脑出血、蛛网膜下腔出血、脑梗死、脑水肿、脑外伤综合征、癫痫等脑外科疾病，得心应手，疗效较佳。在此作一概括总结，请同行斧正。

## 一、急性期治法

### 1. 通腑泄热法

通腑泄热法代表方为三承气汤。依据《伤寒论》原文阐述，其中调胃承气汤证神志改变多为心烦；小承气汤证可见心烦、谵语；大承气汤证则见心烦不解、谵语甚，或独语，或循衣摸床、惕而不安等症。三承气汤证演绎了病情由轻至重的发展过程，但神志改变的基本病机皆因燥热结聚于肠，腑气壅滞，浊热上扰心神而致。治宜通下腑实、泄热。临证患者出现神志改变，辨证只要具备邪热炽盛，燥结里实，腑气不通之病机，皆可考虑用通腑泄热法治之，根据病机侧重点的不同，分别选用三承气汤。

其中大承气汤为通腑泄热法的代表方。凡是与里实证相关的疾病，如重型及特重型颅脑损伤、脑梗死急性期、高血压脑出血、大量蛛网膜下腔出血等，均可加减应用。如能运用得当，往往成为病情转归的决定性因素。如李俊红用大承气汤加减治疗中风急性期脑水肿患者35例，患者神志改善，大便通畅，治疗总有效率达94.29%，明显优于对照组。侯俊良等通过实验研究发现，大承气汤能阻止脑出血后血肿周围神经元线粒体内细胞色素C释入胞浆，从而阻断凋亡信号进一步传导，保护脑出血后神经元。

## 2. 泄热逐瘀法

《伤寒论·辨可下病脉证并治》云："太阳病不解，热结膀胱，其人如狂，血自下……宜桃核承气汤。"论述了表邪不解，邪气化热，循经入腑，与血结于下焦，症见少腹急结、神志错乱如狂的蓄血证候，其病机关键在于瘀血与邪热互结，治宜活血化瘀、泄热，方用桃核承气汤。方中桃仁活血通瘀，桂枝通阳行气，通经活血以助桃仁，更合调胃承气汤苦寒泻下，导瘀热下行，泄热逐瘀，为治疗蓄血证之轻剂。

《伤寒论·辨太阳病脉证并治中》云："其人发狂者，以热在下焦，少腹当硬满，小便自利者，下血乃愈……抵当汤主之。"本条文论述了太阳病蓄血重证的诊治。蓄血重证见神志不清而发狂，或喜忘，并见少腹急结、小便自利、脉沉而滞涩等症，当用抵当汤破血祛瘀、泄热。方中大黄、桃仁为植物药，大黄泄热逐邪，活血破血；桃仁活血化瘀以滑利。水蛭、虻虫为虫类药，破血逐瘀，力量峻猛。四药相合，为破血逐瘀的峻剂。

现代多运用此两方治疗脑出血、脑外伤、脑梗死、脑外伤后遗症、癫痫等疾病，以少腹急结或硬满疼痛，如发狂或健忘、小便自利、舌紫暗、脉沉涩或沉结为辨证要点，瘀热互结轻者用桃核承气汤，瘀热互结重者用抵当汤，也得到大量临床及现代药理学研究的证明。

临床运用桃核承气汤或抵当汤治疗脑外伤、脑梗死、脑水肿、脑外伤综合征、癫痫等脑外科疾病以及神经源性膀胱均有疗效。如潘金辉等用桃核承气汤治疗急性脑卒中83例，总有效率75.9%；杨建法用血塞通配合加味抵当汤治疗脑梗死，总有效率95.1%，疗效显著。

## 3. 辛寒清热法

《伤寒论·辨阳明病脉证并治》云："三阳合病，腹满身重，难以转侧，口不仁，面垢，谵语，遗尿……白虎汤主之。"因阳明邪热炽盛，心神被扰而致谵语神昏、遗尿等症。其病机要点是阳明无形之热充斥表里，治宜辛寒清热，方用白虎汤。

据相关文献表明，临床上本方可用于治疗急性传染性和感染性疾病，如流行性乙型脑炎、流行性脑膜炎、脑型钩端螺旋体病等出现神志异常辨证属于阳明热炽者，还可用于神经症、阿尔茨海默病、癫痫等辨证符合白虎汤证者。

根据患者的临床表现，只要符合"阳明邪热炽盛"即选用本方，治疗重型及特重型颅脑损伤急性期、脑梗死急性期、高血压脑出血急性期、蛛网膜下腔出血急性期及亚急性期均获得良好效果，而且临床应用3～5剂即可解热醒神，可谓"奇效名方"。

## 二、慢性或康复期治法

### 1. 育阴清热利水法

《伤寒论》中论述了阴虚水热互结的猪苓汤证，以心烦不得眠、小便不利、低热、舌红少苔、脉细数为辨证要点。因阴虚有热，虚热扰心，则心烦不得眠。本证阴虚为本，水气内结为邪实，证属正虚邪实，故治以扶正祛邪、清热育阴利水之猪苓汤。方中茯苓、猪苓、泽泻甘淡渗湿，以利水；滑石甘寒清热，利小便；阿胶育阴润燥。诸药合用，对阴伤而有热者尤宜，开创了育阴利水治法的先河。

后世医家根据猪苓汤所主病证将其广泛地应用于临床各科疾病的治疗，取得了较为理想的效果。现代临床将该方灵活化裁，多用于治疗精神情志方面的病变。临床运用本方加减化裁治疗脑外伤后脑积水、高血压脑出血后脑积水、蛛网膜下腔出血后脑积水等，均有不同疗效。

### 2. 和解法

和解少阳、调畅气机、疏利肝胆是治疗情志不畅之精神疾病的大法之一。代表方为小柴胡汤及柴胡加龙骨牡蛎汤。

小柴胡汤八证中的默默不欲饮食、心烦、喜呕与脑系疾病有关，反映了邪入少阳、枢机不利、胆郁肝滞的病机。仲景用小柴胡汤和解少阳，宣通气机，而胸满心烦自除。临床上许多精神神经疾病，诸如精神分裂症、抑郁症、癔症、围绝经期综合征等都与枢机不利及疏泄失调密切相关。脑外科脑损伤后综合征、开颅术后综合征、外伤性癫痫等疾病中，有一部分患者临床症状表现为默默不欲饮食、心烦、喜呕，以小柴胡汤为基础方化裁，能收到良效。

《伤寒论·辨太阳病脉证并治中》云："伤寒八九日，下之，胸满烦惊，小便不利，谵语，身重者，柴胡加龙骨牡蛎汤主之。"因表证误下，邪气内陷，少阳枢机不利，表里三焦俱病，以少阳邪郁而出现的神志症状尤为突出。本证涉及的脏腑经络较多，但以少阳与三焦为病变重心，故用柴胡加龙骨牡蛎汤和解少阳、通阳泄热，兼以重镇安神。现代药理研究发现，本方可调节中枢兴奋与抑制的平衡，并具有镇静、抗癫痫、抗应激、抑制自发活动及安眠等作用。现代临床多用于治疗精神分裂症、神经症、癫痫、脑外伤后综合征等精神神经系统方面的疾病，辨证为痰热内扰者有效。如李新民以该方为主方化裁配合小剂量丙戊酸钠治疗小儿癫痫失神发作，总有效率达94.7%，疗效显著。此方需久服者，宜以生铁落或磁石、代赭石代替铅丹。

3. 温通心阳，平冲降逆法

《伤寒论·辨太阳病脉证并治中》云："烧针令其汗……必发奔豚，气从少腹上冲心者，灸其核上各一壮，与桂枝加桂汤，更加桂二两也。"表证发汗太过，损伤心阳，下焦水寒之气乘虚上犯心胸，发为奔豚之证。发时自觉有气从少腹上冲心胸，烦闷欲死，片刻冲逆平息而复如常人，伴有心悸、胸闷气短等心阳不足之症状。治宜桂枝加桂汤，温通心阳，平冲降逆。该方即桂枝汤重用桂枝而成，桂枝既能温通心阳，又能降逆平冲。临证时抓住气逆上冲这一主症，以及上焦心阳虚、下焦寒水上逆之病机特点。我在临床中常用本方化裁，治疗脑损伤后综合征、开颅术后综合征、外伤性癫痫等疾病中辨证属心阳不足者，若出现气从少腹上冲心者，使用本方效果更为显著。若肾阳虚明显者，加杜仲、附子、淫羊藿等；若心阳虚较重者，心神浮越不能潜敛，加龙骨、牡蛎重镇安神。

4. 滋阴降火，交通心肾法

《伤寒论·辨少阴病脉证并治》云："少阴病，得之二三日以上，心中烦，不得卧，黄连阿胶汤主之。"因少阴肾水下亏，水火不济，致心火亢盛于上，神不守舍，而见心中烦乱，坐卧不宁及夜难入眠，伴有口干咽燥、五心烦热、舌红少苔、脉沉细数等症，证属心火独亢、肾水亏虚，治宜泻心火、滋肾阴、交通心肾，方用黄连阿胶汤。临床症状以口燥咽干、心烦不眠为主。现代药理研究发现，该方具有镇静、抑制中枢兴奋性、抗焦虑等作用。

我在临床中用本方化裁，治疗脑外伤综合征中辨证属心火独亢、肾水亏虚者，效果非常显著。当然本方还可用于神经症、围绝经期综合征、顽固性失眠等病，证属心肾不交者。王新本等用本方加味治疗焦虑症200例，总有效率达88.0%。使用本方时应注意区分阴虚与火旺之轻重，火旺为主，重用黄芩、黄连；阴虚为主，则重用阿胶、白芍。可随症选加生地黄、女贞子、墨旱莲、黄柏之类以增强滋阴清热泻火之力。

我认为，仲景治疗疾病的特殊之处在于辨证论治，我们在临床中也应当宗其治法灵魂，灵活选方。如临床治疗脑病，可以从心、肾、肝胆、胃肠等多脏腑多角度入手，急性期以邪实为主，则以祛邪为要，或泄热逐瘀，或通腑泄热，或辛寒清热，当病势减缓可降逆平冲、重镇安神、疏利肝胆。慢性期或康复期以扶正为主，或育阴清热利水，或和解，或平冲降逆，或滋阴降火，交通心肾。临证时，只要紧抓每个方证的病机，再结合患者的具体情况随症加减，即能取得确切疗效。

# 第三节 《金匮要略》之酸枣仁汤治疗开颅术后头痛

开颅术后头痛发生的机理尚未完全明了。西医学认为，部分患者是在颅脑器质性损害之后的病理基础上引起的，如蛛网膜下腔出血或炎症致蛛网膜粘连、囊肿压迫、脑脊液循环障碍等。另外，脑实质性损伤后导致脑皮质功能弱化，兴奋与抑制失调，皮质下中枢调节功能紊乱，血脑屏障的破坏，钾离子运转失常，脑膜或脑实质瘢痕形成，以及脑外伤后神经细胞的退行性变等均是导致开颅术后头痛不可忽视的因素。

中医学认为开颅术后头痛属"头部内伤"的范畴。"头为诸阳之会",又为"髓海所在",主要依赖肝肾精血濡养及脾胃运化水谷精微,输布气血上充于脑,则耳聪目明,神清气爽。脑外伤后瘀血阻滞,脉络瘀阻,脑失所养,气血逆乱,变生诸证。一般认为,本病有虚实之分,实证多责之气滞血瘀、湿滞血瘀等,多从行气活血、祛瘀等方面立法;虚证有气血阴阳之别,治疗多从补益入手。我认为本病迁延较久,以虚证居多,过多应用活血化瘀之剂,并非能取得较好效果,特别是对一些久治不愈患者,反使正气一伤再伤,有犯"虚虚"之忌。《灵枢·海论》云:"脑为髓之海……髓海有余,则轻劲多力,自过其度;髓海不足,则脑转耳鸣,胫酸眩冒,目无所见,懈怠安卧。"脑外伤后髓海受损,又因久治不愈,阴血暗耗,故见头痛隐隐,经久不愈,甚至导致脑转耳鸣,胫酸眩晕,精神懈怠。故治以滋阴养血为主,辅以活血行气止痛。我在临床中常用酸枣仁汤加减治疗,方中生地黄滋阴养血;党参补气,气旺则阴血自生;丹参清心活血,使补而不滞;牡丹皮散瘀血,破血通经;香附、木香行气止痛;川芎辛温,擅疏通,上行头目,下行血海,为血中气药,为止痛圣药;酸枣仁、柏子仁养心安神;当归补血润燥,通经化瘀;五味子益气敛阴,助补气生阴之力;知母滋阴润燥,清热除烦;茯苓、远志养心安神;桔梗载药上行,使药力上行,可行气血,使诸药滋而不腻,补不留瘀。诸药合用,补行兼施,共奏益气滋阴养血、行气活血止痛之功。

# 第四节 《温病条辨》之安宫牛黄丸治疗重型颅脑损伤

重型颅脑损伤预后多不良,虽然随着现代医疗技术的提高和相关科学的发展,使其死亡率有明显的下降,但死亡率、致残率仍高居不下。脑损伤及颅内血肿所致的高颅压、脑干损伤,尤其是在原发伤的基础上继发的二次脑损伤,即伤后的致死性脑组织缺血缺氧是最主要原因。颅脑损伤的重要方面是创伤性脑损伤时发生的脑缺血和脑灌注再损伤引起分子的、生化的、细胞的，以及微血管的病理生理过程，对这一过程施加改善性作用是影响患者预后的主要方面。

中医对颅脑损伤的病因及病机的认识与西医学有异曲同工之处，如《素问·缪刺论》云："人有所堕坠，恶血留内。"《外科正宗》云："跌扑者，有已破、未破之分，亡血、瘀血之故。且如从高堕坠而未经损破皮肉者，必有瘀血流注脏腑，人必昏沉不省。"即血瘀是颅脑损伤的基本病机。"心（脑）为君主之官，神明出焉"，心（脑）主宰和协调各脏腑的机能，当脑髓受损，肺、脾、肾三脏功能失调，水液代谢失常，则痰湿内生，壅塞于脑，引起脑内气机逆乱，神明蒙蔽，清窍不灵。痰瘀郁久化热，加重颅脑损伤并导致各种并发症的发生。

安宫牛黄丸是中医"三宝"之一，由麝香、郁金、冰片、黄芩、黄连、栀子等组成。麝香气味芳香，善走关窍。为通关利窍醒神之要药，并有活血化瘀之功；冰片、郁金芳香辟秽，化痰开郁，通窍醒神，助麝香通诸窍；黄芩、黄连、栀子性辛凉苦寒，清热泻火解毒，凉血化瘀。诸药合用，共奏醒神开窍、活血化痰、清热解毒之功。现代药理研究证明，麝香的有效成分麝香酮对常压缺氧有明显的对抗作用，可延长小鼠的存活时间，小剂量麝香对神经系统有兴奋作用，可以兴奋大脑皮质，增加脑细胞营养，改善脑组织代谢，提高脑细胞活力，促进意识恢复，有直接的唤醒作用，并且有减轻脑水肿、抗胃溃疡、抗炎作用；冰片可延长小鼠的耐缺氧作用，还能促进神经胶质细胞生长；黄芩、黄连、栀子、郁金有抗菌消炎、利胆保肝之功，黄连还有抗（胃）溃疡作用，保护胃黏膜。复方药理研究表明，安宫牛黄丸可以清除自由基减轻缺血区海马组织中MDA浓度、提高其SOD的活性，对脑神经源性IL—1β、TNF—α的表达有明显的调节作用，对缺血区组织具有保护作用；对脑缺血—再灌注后内源性IL—1β、TNF—α的表达有明显的调节作用，从而在脑缺血—再灌注早期就阻断了IL—1β、TNF—α所诱导的进一步组织损伤。因此，安宫牛黄丸可以通过调节细胞因子的表达、减少炎症损伤而达到保护神经系统的作用。安宫牛黄丸还可以明显改善实验大鼠颅脑损伤后脑水肿和脑缺血缺氧，并具有降低毛细血管通透性、减轻脑水肿、清除自由基等作用，在分子水平上进行脑保护。安宫牛黄丸还可以阻止或延缓细胞凋零，从而起到良好的神经保护作用，对促进重型颅脑损伤患者的苏醒和恢复有非常重要的意义。

我曾进行过一项临床研究，将84例脑外伤患者按双盲法随机分成两组，治疗组42例以安宫牛黄丸加西医常规治疗，对照组42例以常规西医治疗，随访6个月以上。结果发现，与对照组相比，治疗组存活27例（64.29%）、Ⅴ级19例(45.23%)、Ⅳ级中残5例（11.90%)、Ⅲ级重残2例（5.88%)、Ⅱ级植物状态1例（2.94%）、Ⅰ级死亡15例（35.71%），清醒时间4天（平均）均明显优于对照组（$P<0.01$)，有显著性差异。因此得出结论，在传统西医常规治疗的基础上配合安宫牛黄丸治疗重型颅脑损伤疗效显著，可作为此病的常规治疗用药。但安宫牛黄丸治疗重型颅脑损伤中各种神经及机体创伤引起的损伤因子和保护因子数值的变化规律尚需进一步研究。

# 第五节　内经养生相关篇章读书笔记

《素问·上古天真论》云："余闻上古之人，春秋皆度百岁，而动作不衰；今时之人，年半百而动作皆衰者，时世异耶？人将失之耶？岐伯对曰：上古之人，其知道者，法于阴阳，和于术数，食饮有节，起居有常，不妄作劳，故能形与神俱，而尽终其天年，度百岁乃去。今时之人不然也，以酒为浆，以妄为常，醉以入房，以欲竭其精，以耗散其真，不知持满，不时御神，务快其心，逆于生乐，起居无节，故半百而衰也。"

体会：要"尽终其天年，度百岁乃去"必须"法于阴阳"，即遵循自然界寒暑往来的阴阳变化规律；"和于术数"即恰当地运用各种养生方法；"食饮有节，起居有常"，要保持规律节制的饮食，正常有序的生活规律。"不妄作劳"劳逸结合，不要过劳过逸，使形体与精神和谐，即"形与神俱"；最终能"尽终其天年，度百岁乃去"，享受天赋年寿。该节告诉我们养生的意义和方法。酒非琼浆，妄为不常，醉不能入房，否则将"欲竭其精，以耗散其真""半百而衰"。

《素问·上古天真论》云："夫上古圣人之教下也，皆谓之虚邪贼风，避之有时，恬惔虚无，真气从之，精神内守，病安从来。是以志闲而少欲，心安而不惧，形劳而不倦，气从以顺，各从其欲，皆得所愿。故美其食，任其服，乐其俗，高下不相慕，其民故曰朴。是以嗜欲不能劳其目，淫邪不能惑其心，愚智贤不肖不惧于物，故合于道。所以能年皆度百岁而动作不衰者，以其德全不危也。"

体会：上古圣人教人养生祛病，只要想不生病或少生病就要做到"虚邪贼风，避之有时"，保持"恬惔虚无"的内心平静与养护，"真气从之"顺从真气的自然规律，保持精气神固守身体，即可达到"病安从来"的目的。本节告诉我们养生祛病的基本的原则为①外避风邪：虚邪贼风，避之有时；②内调精神：恬惔虚无，精神内守。

《素问·四气调神大论》云："春三月，此谓发陈，天地俱生，万物以荣，夜卧早起，广步于庭，被发缓形，以使志生，生而勿杀，予而勿夺，赏而勿罚，此春气之应，养生之道也。逆之则伤肝，夏为寒变，奉长者少。夏三月，此谓蕃秀，天地气交，万物华实，夜卧早起，无厌于日，使志无怒，使华英成秀，使气得泄，若所爱在外，此夏气之应，养长之道也。逆之则伤心，秋为痎疟，奉收者少，冬至重病。秋三月，此谓容平，天气以急，地气以明，早卧早起，与鸡俱兴，使志安宁，以缓秋刑，收敛神气，使秋气平，无外其志，使肺气清，此秋气之应，养收之道也。逆之则伤肺，冬为飧泄，奉藏者少。冬三月，此谓闭藏，水冰地坼，无扰乎阳，早卧晚起，必待日光，使志若伏若匿，若有私意，若已有得，去寒就温，无泄皮肤，使气亟夺，此冬气之应，养藏之道也。逆之则伤肾，春为痿厥，奉生者少。"

体会：本节论述了四时养生方法及违反之危害。春（发陈）：应夜卧早起，广步于庭，被发缓形，以使志生，若伤肝，则夏为寒变，奉长者少。夏（蕃秀）：应夜卧早起，无厌于日，使志无怒，逆之则伤心，则秋为痎疟，奉收者少。秋（容平）：应早卧早起，使志安宁，若伤肺，则冬为飧泄，奉藏者少。冬（闭藏）：应早卧晚起，使志若伏，若匿伤肾，则春为痿厥，奉生者少。

《素问·四气调神大论》云："夫四时阴阳者，万物之根本也。所以圣人春夏养阳，秋冬养阴，以从其根，故与万物沉浮于生长之门。逆其根，则伐其本，坏其真矣。故阴阳四时者，万物之终始也，死生之本也，逆之则灾害生，从之则苛疾不起，是谓得道。道者，圣人行之，愚者佩之。从阴阳则生，逆之则死；从之则治，逆之则乱。反顺为逆，是谓内格。是故圣人不治已病治未病，不治已乱治未乱，此之谓也。夫病已成而后药之，乱已成而后治之，譬犹渴而穿井，斗而铸锥，不亦晚乎！"

体会：本节提出了重要的"春夏养阳，秋冬养阴"原则，其大意为春夏季节应顺应自然界生长的规律调养阳气，秋冬季节顺应自然界收藏的规律调养阴气。即春夏养生养长，秋冬养收养藏。马莳、高世认为"春夏顺其生长之气即养阳，秋冬顺其收藏之气即养阴"。王冰云："养即制也，春夏阳盛，故宜食寒凉以制其亢阳，秋冬阴盛，故宜食温热以抑其盛阴。"张介宾认为，阳为阴之根，养春夏之阳是为了养秋冬之阴，阴为阳之基，养秋冬之阴是为了养春夏之阳。张志聪云："春夏阳盛于外而虚于内，故当养其内虚之阳；秋冬阴盛于外而虚于内，故当养其内虚之阴。"这也是"治未病"的思想即未病先防、已病防变。对指导养生保健、防病治病，具有实践意义。

《灵枢·天年》云："黄帝曰：其气之盛衰，以至其死，可得闻乎？岐伯曰：人生十岁，五脏始定，血气已通，其气在下，故好走。二十岁，血气始盛，肌肉方长，故好趋。三十岁，五脏大定，肌肉坚固，血脉盛满，故好步。四十岁，五脏六腑、十二经脉皆大盛以平定，腠理始疏，荣华颓落，发颇斑白，平盛不摇，故好坐。五十岁，肝气始衰，肝叶始薄，胆汁始减，目始不明。六十岁，心气始衰，苦忧悲，血气懈惰，故好卧。七十岁，脾气虚，皮肤枯。八十岁，肺气衰，魄离，故言善误。九十岁，肾气焦，四脏经脉空虚。百岁，五脏皆虚，神气皆去，形骸独居而终矣。黄帝曰：其不能终寿而死者，何如？岐伯曰：其五脏皆不坚，使道不长，空外以张，喘息暴疾，又卑基墙，薄脉少血，其肉不石，数中风寒，血气虚，脉不通，真邪相攻，乱而相引，故中寿而尽也。"

体会：本节阐明了人之生长壮老的过程。十岁，五脏始定，血气已通，好奔跑；二十岁，血气始盛，肌肉方长，好疾行；三十岁，五脏大定，血脉盛满，肌肉坚固，好徐行；四十岁，五脏六腑、十二经脉皆大盛，腠理始疏，荣华颓落，发鬓斑白，好坐；五十岁，肝气始衰，胆汁始减，目始不明；六十岁，心气始衰，血气懈惰，苦忧悲，好卧；七十岁，脾气衰，皮肤枯；八十岁，肺气衰，魄离，言善误；九十岁，肾气焦，四脏经脉空虚。这同时也提示我们，连古人都认为，90岁是人的自然寿命，如果会养生保命则寿命可延长。养生不难，从现实情况来看却又非常不易。

# 第六节 刘茂才教授论出血性中风的治疗思路

刘茂才教授，主任医师，博士生导师，广东省名中医，全国名老中医药专家学术经验继承工作指导老师，享受国务院政府特殊津贴，原广东省中医院副院长。兼任中华中医药学会内科脑病专业委员会主任委员、广东省中医药学会脑病专业委员会主任委员及理事、脑病学科学术带头人。

刘茂才教授致力于中医脑病的研究，非常重视"脑为元神之府"说，主张创立新的中医脑病学说，以代替传统的"以心代脑"论。对于中风病，主张坚持辨证施治之原则，采用综合治疗措施，这对出血性中风（脑出血）的诊断治疗尤其重要。刘教授对出血性中风研究可谓深透而全面，早在20世纪末，刘教授就主持了国家"九五"科技重点攻关专题，进行了高血压性中大量脑出血的中西医结合内外科综合救治方案的研究，成果充分体现了中医药整体调控优势和特色，被评为"九五"国家重点科技攻关计划，获中华中医药学会科学技术奖一等奖。

2009年底我有幸入选"中山市优秀中医临床人才"项目，拜在刘教授名下进行为期3年的"学经典、做临床"的"师带徒"学习。作为一个从中医院校毕业，从事中西医结合神经外科的现代医生来说，更多、更快、更好地继承传统中医脑病的知识和经验对提高自身业务、丰富中西医结合脑病诊治体系、推动脑病向纵深发展无疑是有积极作用的。事实证明，师从刘教授获益良多，今将刘教授的出血性中风治疗思路总结如下，与同道分享。

## 一、出血性中风的背景

### 1. 脑出血与出血中风的内涵

脑出血是西医学急性脑血管病中的一种类型，指源于脑实质内血管的非外伤性原发性的脑实质内出血，也称自发性脑出血。绝大多数由高血压合并脑动脉硬化或淀粉样脑血管病作用下发生病理改变的血管突然破裂而引起，其次为脑血管畸形、脑动脉瘤等疾病引起。脑出血好发于大脑半球基底节区、内囊区。脑出血后继发脑水肿从而导致颅内压增高，严重时可形成脑疝或者脑干损伤而危及生命，轻者致语言功能及肌体功能障碍，重者可致死亡，后果严重，具有高发病率、高死亡率、高致残率、高复发率、并发症多，"四高一多"的特点。

中医学认为，中风病是在气血内虚的基础上，因劳倦内伤、忧思愤怒、嗜食厚味等诱因，引起脏腑阴阳失调，气血逆乱，直冲犯脑，形成脑脉闭阻或血溢脑脉之外，临床以突然昏倒、半身不遂、口舌歪斜、语言謇涩或失语、偏身麻木为主症，并且具有起病急、变化快的特点，好发于中老年人群的一种常见病。从病理上分为缺血性中风和出血性中风。

### 2. 脑出血是中老年人的常见病、多发病

脑出血是中老年人的常见病、多发病，病死率、致残率、复发率都很高，严重危害中老年人的健康和生命。影像技术的发展与应用，使诊断快速而准确，取得了革命性进展，为指导临床采取针对性的治疗措施，提高疗效打下了基础，手术、溶栓、介入等医疗技术和医疗水平的提高，使脑卒中病死率近年来呈现下降趋势，但同

时人群患病率却大幅度升高。2004 ～ 2005年国家卫生部组织完成的第3次全国死因回顾抽样调查结果显示，目前导致我国城乡居民死因的前三位疾病是：脑血管病、恶性肿瘤和呼吸系统疾病。

新近完成的中国居民营养与健康状况与高血压抽样调查数据表明，目前我国居民中导致脑血管病发生的几种主要危险因素如高血压、糖尿病、高脂血症等患病率正在快速上升。随着近年来国民经济的快速发展，人们的膳食结构已发生了较大的改变，许多人采取了不健康的生活方式，以及老龄人口的迅速增长等必然会使脑血管病的发病率升高。这些危险因素的现状将决定脑血管病的发病率、患病率、病死率在近年内还会呈继续上升的必然趋势。

脑出血是急性脑血管病（中风）的一个大类，约占全部脑卒中的20% ～ 30%。通常认为，对无明显意识障碍的小量脑出血患者，其预后大都良好，然而对有明显意识障碍者或出血量较大者，其救治仍是一个薄弱环节，致死致残率仍相当高，显然，这就需要我们采取积极主动的防治策略，研究制定合理有效的防治措施。

## 二、出血性中风治疗整体思路

### 1. 综合救治

出血性中风致病因素多，病情复杂，病发后病理生理反应更加复杂，加之颅脑生理功能的特殊性，故其治疗必须有整体性，要全方位地采取各种给药途径和各种治疗手段，针对多因素、多系统、多环节、多水平、多靶点的治疗及相应的综合措施，整体与局部、宏观与微观、病证与病因、急救与康复等相结合，建立快速反应系统及高效抢救体系，进一步强调卒中为神经科"急诊"超急的含义。多学科合作，取长补短，优化组合，建立中风抢救单元，不断提高救治质量，力求使中风患者能够在治疗时间窗内得到有效的救治，发挥综合效能，取得最好的临床疗效。

### 2. 中西医有机结合

中西医各有所长，中医、西医在脑出血病的诊治方面各有其特定的优势。发挥各自的理论与治疗的优势，达到共同提高脑出血病治疗效果的目的。我们强调优势要体现在疗效更高、疗程更短、方法更简便、价格更低廉、毒副作用更小上。其优势可表现在疾病发生发展的全过程或一个或多个环节上。中西医结合，要力求做到有机地结合。要发挥西医学对急危重症患者的应急能力（如脑出血的血肿清除术解除占位效应、脱水降低颅内压等）和微观处置（如针对水电解质、酸碱失衡的对症处理）的长处。中西两法或中西两类药物合用，注意其可能的作用，尽可能地做到有机地结合。

3. 抓住根本，以共性为基础，与个性相结合进行立法

对中风的立法处方历来多种多样，五花八门，不利于把握和交流。在临床辨治中，必须抓住根本，以共同的病因病机为基础，进行立法，并在可能的情况下与个性相结合。多数学者对中风病因病机的共识是风（肝风、外风）、火（肝火、心火）、痰（风痰、湿痰）、气（气逆）、血（血瘀）、虚（阴虚、气虚）六端，在一定条件下相互影响，相互作用。病变多为本虚标实，上盛下虚；在本为肝肾阴虚，气血衰少；在标为风火相煽，痰湿壅盛，瘀血阻滞，气血逆乱。而其基本病机为气血逆乱，上犯于脑。

从简着手，以阴阳两类分之。

阳类以风、火突出，临床证候以卒发神志不清或朦胧、鼾声呼吸、喉中痰鸣、牙关紧闭、面赤身热、躁扰不宁、气粗口臭、肢体强痉、大小便闭等为特点。立清热平肝、破瘀涤痰、通腑醒神治则。

阴类以虚（气虚）突出，临床证候以卒发神志不清、半身不遂，而肢体松懈瘫软不温，甚则四肢逆冷，面色苍白，痰浊壅盛，静卧不烦等为特点。立益气通脉、破瘀涤痰、通腑醒神治则。

## 三、出血性中风治法概要

### 1. 清热法

清热法是指运用清热方药以治疗热证的一种治法。热火同属温性，但有程度轻重之差异。其方药亦有清热泻火、清热凉血、清热解毒等作用之差别，临床可根据病情酌情选用。清热在某种意义上

能起到清火、泻火、解毒、凉血、息风、化痰、通腑等作用。火乃热所化，热清火自熄，血自宁，气血复顺，促进神机宣通，神明复用。清热可防止热从火化成毒，治已变防未变，达到防止再次出现脑出血及并发症，如肺部感染、上消化道出血。可用清开灵静脉滴注，清热解毒，化痰通络，醒神开窍。还可用黄连解毒汤、白虎汤之类。

### 2. 平肝法

平肝法是指平调肝之阴阳之意，使肝气如常疏泄，不亢不逆。出血中风阳证病发之时，肝风内动是引发因素，肝之阴阳失调为发病根本。立平肝之法，平抑肝阳、肝风上逆之势，既可使阳平风息，肝平阳潜，气血得平；又可防止肝阳化火生风。根据临床表现不同可分别选用以下治法。

平肝息风法：适用于肝阳暴亢、肝风内动、气血逆乱证。方用镇肝熄风汤合羚角钩藤汤加减。

平肝潜阳法：适用于肝火亢盛证。方用龙胆泻肝汤加减。

滋阴平肝、疏郁解热法：适用于阴虚阳亢证。方用天麻钩藤饮加减。

滋肾养肝法：适用于肝肾阴虚证。方用首乌延寿丹加减。

育阴助阳法：适用于阴阳两虚证。方用金匮肾气丸加减。

### 3. 破瘀法

破瘀法指使用祛瘀药中比较峻烈的药物，达到祛瘀的目的。如大黄、桃仁、红花、水蛭等所谓"破瘀"者，有消除瘀血、逐邪外出之意，其力猛峻。

关于活血化瘀法的应用，目前脑出血早期大剂量使用活血化瘀药是否安全是讨论的热点。不少学者认为，脑出血的发病机制主要是血管壁压力改变所致，与凝血机制无关，瘀血是急性脑出血的基本病理改变，活血化瘀不会导致出血加重，并论述了活血化瘀是脑出血急性期的基本治疗原则。但也有学者认为，脑出血超早期用活血化瘀药治疗应持慎重态度。

### 4. 涤痰法

涤，有荡涤、涤除之意。对出血中风患者，有痰除痰，无痰防止内痰的形成。从患者的素质与发病年龄看，出血中风病，多先有伏痰存在，出血中风之脑血液循环障碍，导致缺氧缺血，产生脑水肿，甚至出现颅内高压，在某种意义上，可视为痰瘀交结之佐证。祛痰法分有形与无形之痰，故有化痰、消痰、涤痰之差异。中风急证有形无形往往并存。可用礞石、胆南星、竹沥、天竺黄、牛黄粉等药物。代表方有涤痰汤和礞石滚痰丸。

5. 通腑法

对中风病尤其是出血中风通腑法的运用，是近些年中风病中医药研究的热点之一，以前多为阳闭证而言；而新近认为只要腑气不通，无论阳闭证或阴闭证均可使用通腑法，甚至认为，无明显腑气不通也可使用，可预防腑气不通的产生，促进病情的康复。

通腑法常用通泄大便以清除里热的治法，寒下、增液、泻下等法皆是。代表方有大承气汤、小承气汤、增液承气等。

脑出血虽瘀在脑，但可影响肺、胃、肠等脏腑，致热瘀交结，表现为瘀热内闭之证。研究表明，急性脑出血患者90%以上有热结便秘，当急则治其标，即实者泻之，热者清之，符合六腑以通为顺之理，故以通腑泄热法最为宜。通腑活血药治疗脑出血有上病取下、引血下行、泄郁热、开上窍、急下存阴的作用。运用通腑法治疗急性脑出血能够促进脑组织的新陈代谢，降低颅内压，从而使气血逆乱得以改善，风火痰瘀诸症得以缓解。

6. 醒神法

醒神之法，通常所言"开窍"法（宣窍法）之意。凡具辛香走窜之性，以通经宣窍为主要功效的药物，叫作宣窍药。宣窍药如麝香、冰片、石菖蒲、苏合香等。醒神法就是运用宣窍方药以宣窍通关，治疗窍闭神昏的一种治法。醒神法常分为辛凉开窍、辛温开窍两类。

（1）辛凉开窍

由宣窍药配伍清热解毒药或凉血镇痉药所组成，具有清心开窍、凉解热毒的作用。适用于邪热内闭，症见高热、神昏、谵语，甚至痉挛抽搐、舌绛苔黄、脉数等，或感受湿热秽浊之邪，突然昏迷而有热象者。常用方剂有安宫牛黄丸、至宝丹、紫雪丹等。

（2）辛温开窍

由宣窍药配伍辛温行气解郁药所组成，具有宣通开窍、芳香化浊的作用。适用于寒邪或痰浊内闭而见突然昏倒、牙关紧急、痰涎上壅、舌淡、苔白滑腻、脉弦或紧等症。方如苏合香丸，祛邪扶正益脑髓，促进脑神清明，恢复神机。

### 7. 益气法

益气法是针对阴类的治法，其病机以邪实正虚为主要表现，邪实为痰瘀交阻，正虚为元气亏虚，而正气亏虚是基础。益气法在中风临床中的应用以黄芪为代表，具大补元气之功，使脑气得养，气阳舒展，神明得用，并使气旺血行，血脉通畅。刘教授在临床诊疗中往往一眼见本，一言中的。大部分出血中风患者因有（气血）本虚，复因病患耗伤气血，饮食减少，气血愈虚，因此治疗中应顾护气血。尤其是病程处于中后期的患者，若无大实表现，刘教授往往都以大剂量黄芪、党参组方。黄芪一般从30g用起，视病证开具30～120g不等，党参用量也需20～60g不等。

### 8. 通脉法

通脉法是指疏通脉道，使之气血畅通的治法。寓于补气养血、活血化瘀、涤痰通络之中，或为益气通脉法，用大承气汤或大黄、虎杖、益母草等煎水保留灌肠，保持大便通畅，以求上病下取，利于醒脑通脉。本着治病求本，从先天之本为肾，后天之本为脾入手，拟补气补肾以益脑髓，达到扶正以祛邪、"寄补为通，寄补为消"之目的，立复方黄芪口服液处方。该方重用黄芪以补气，助以健脾化痰；配何首乌、鸡血藤以益气活血通脉；龟胶滋阴潜阳。诸药合用，阴阳平和，气血流畅，精气充足，脑髓得充，痰瘀自消。同时补气血，补肝肾，以补气益肾为主，以达到祛瘀涤痰通脉、强壮脑髓之目的。若兼气虚血少，可加黄芪20g、桂枝10g、大枣10g，以补虚通脉，仿黄芪桂枝五物汤；肢体麻木甚者，加鸡血藤以活血通脉；若属痰瘀阻滞，宜豁痰开窍、活血通脉，豁痰开窍用法半夏、橘红、石菖蒲、天竺黄、竹茹、胆南星、远志，活血通脉选川芎、芍药、丹参、红花、郁金、桃仁、鸡血藤、川牛膝。若眩晕甚者，加天麻以平肝息风；抽搐者，加全蝎、地龙、天麻以息风通络；伴胸痛、心悸者，加三七、降香以理气活血；痰多黄稠者，加天竺黄、竹沥、瓜蒌仁以清热化痰；肢体萎废或麻木不仁者，加黄芪、鸡血藤、豨莶草、木瓜以益气活血通络；口角流涎、神情呆滞者，加石菖蒲、郁金、胆南星；谵狂者，加礞石以豁痰镇惊安神。

我每次跟刘教授查房后，刘教授总是反复强调，出血性中风的治疗并不摒弃西医手段，要兼容中西医所长，综合救治；而中医临床重点仍是"整体观"和"辨证论治"。倘若患者颅内大量血肿以及脑水肿造成颅内高压，压迫脑干，不及时清除血肿降低颅内压，患者很可能在短时间内死亡；而脑出血后还可继发脑水肿及多种并发症，同样需要积极的综合救治。中医认为出血中风为中医"四大证"之一，急性起病，病机错综复杂，瞬息万变，治疗方法也应"随症治之"，对以上诸法可根据临床实际情况有所侧重，不宜独守一途，方能获得更佳疗效。

据此思路，抢救出血中风患者，应采用西医手术迅速解除血肿占位挽救生命，中西医有机结合，诸法灵活运用，发挥中医药辨证论治特色，以获得最大疗效。

# 第七节　刘茂才教授论中医脑病证治思路对神经外科的指导

## 一、中风理论对神经外科的指导

刘教授多年来对中风病深入研究和不断探索，形成了一套行之有效的辨证诊疗思路。

### 1. 重视气血失调与痰瘀为患

刘教授认为，中风之发病，其关键在于气血失调，痰瘀为患。刘教授认为"痰瘀同源""痰瘀同病""痰瘀互患"，痰瘀贯穿于中风病的始终，两者可共患，亦可转化，终致痰瘀互阻，脑髓脉络不通畅之病变。

中风病多发生于中老年人，在气血内虚、脏腑阴阳偏盛的基础上，遇有劳倦内伤、忧思恼怒、嗜食厚味烟酒等诱因，进而引起脏腑阴阳气血错乱，直冲犯脑，痹阻脑脉，或血溢脉外，形成清窍失宣而见神昏、口舌歪斜、不语或言语謇涩、偏身麻木不遂诸候。其具体发病为在气血内虚、脏腑阴阳偏盛的基础上，如情绪过急、用力过猛，从而引起"身中阳气之变动"，阴阳错乱，失去平衡而出现气血逆乱，"血之与气，并走于上""血菀于上"的病理变化，气血上逆，脑脉血液盛极，充而再充，致迫血妄行，或气不摄血而见络破血溢，瘀积脑髓，形成出血中风之证候。而缺血中风，本已气血内虚，又积损正衰，或他病缠身致气虚气滞，血行无力或脉道不畅，致气滞血瘀，气虚血瘀导致脑脉瘀滞不通而见诸证。至于混合性中风，在活动状态下起病者，多为阳气上逆，血之与气并走于上，血随气逆，直冲犯脑，致"满脉去形"血溢脉外之出血中风之候。由于中风病发可随情志之抑郁而气滞血瘀，或由于血溢脉外致脑脉周流不畅，产生新的瘀证而相继出现缺血中风之候。血气上逆或未致"满脉去形"之境，由于气血逆上而血菀于上，脑脉充盈而郁积不散，气结血凝，脑脉痹阻，出现缺血中风之候。随之因中风病发而惊恐，情志变化，加重气血之搏击，从而相继出现出血中风之候。同时，由于平素脑脉中痰瘀郁积内蕴和滞阻脉络程度之差异，以及各脑脉间受上逆之气搏击程度的不同，因而在同一次气血上逆过程中，便可同时有出血与梗死之可能。在安静状态下起病者，多为气虚而不能统血或气滞而血瘀，脉络痹阻，出现缺血中风；然瘀又可致出血，瘀血阻塞脉络，壅塞气道使血不循经而外溢脉外，致出血中风；或缺血中风病发后，由于情志变化，激发身中之阳气变动，引发气血上逆，直冲犯脑，相继出现出血中风。无论出血中风，还是缺血中风，均为气血失调导致血溢脉外或血脉不通，气滞血瘀，使清阳之气不能舒展，此为中风发病之关键。

根据刘教授的经验与治疗原则，对于大量脑出血中脏腑闭证，无论阳闭、阴闭的患者，在治疗上都大胆使用破瘀、涤痰、通腑、醒神等治则，只是其醒神之法，阳闭须偏于辛凉而阴闭须偏于辛温而已。阳闭证以邪实为主,以急则治其标为原则,立清热、平肝、破瘀、涤痰、通腑、醒神法;对于阴闭证,以邪实正虚为其主要病机特点,邪实为痰、瘀交阻脑脉清窍,正虚为元气亏虚,治疗立法上则标本兼顾、祛邪安正,立益气、活血、涤痰、通络、通腑、醒神法。研究结果表明,破瘀、涤痰是其有效治则治法之一,临床救治100余例患者,疗效较前明显提高。

2. 集中西医优势,以综合措施治疗为原则

刘教授认为,治疗中风病应遵循中医辨证施治原则,采取综合治疗措施。在诊断、辨证明确的前提下,对中风病应早期应用综合手段进行救治,利用各种给药途径及治疗手段,充分发挥中西医各自的优势,根据患者的个体情况,选用(介入)溶栓、手术清除血肿、中药针剂、口服液、灌肠液、针灸及早期康复措施等方法进行综合救治,以提高治愈率、降低病死率、减轻致残程度。

我们在临床治疗重症脑出血患者时,采用中西医结合内外科综合救治方案降低了大量脑出血术后并发症的发生率,降低了再次脑出血和肺部感染致死率,提示可能与所用的中医药通过辨证施治、调整人体脏腑阴阳气血平衡的作用有关,而整体调控是中医药辨证论治有效性的灵魂和关键所在。探讨中医药治疗脑出血血肿清除术后的证治规律,对于寻找大量脑出血综合救治方案,提高临床疗效,有着重要的意义。

3. 中风后期当益气活血、肝肾同治

刘教授强调中风后期宜用益气活血法,同时又重视肝肾同治。刘教授认为中风急性期后主要以"本虚"为主,兼以"标实","本虚"乃为气血不足,肝肾阴精亏虚,脑脉失养,髓海空虚,肢体功能活动障碍。"标实"即痰浊、瘀血阻滞脑窍脉络,而痰浊瘀血又为正气亏虚所致,气行则血行,气虚则运血无力,血流不畅而成瘀,水液不化气而成痰。因此,根据急则治标,缓则治本及肾主骨,生髓,通于脑的理论,结合中风其病在脑,瘫痪诸症乃为痰瘀痹阻脑脉所致,拟补气补肾以益脑髓,达到扶正祛邪、寄补为通、寄补为消之目的。

## 二、治疗神经症经验

刘教授认为神经症病位在脑，以阴阳为纲。由于脑为髓之海，髓属阴，脑为真气之所聚，真气属阳。阴为体，阳为用，阴阳矛盾的统一，是人体保持躯体与心理健康的根本。一旦阴阳失调可导致大脑皮质功能失调，精神紧张。刘教授禀从朱丹溪"阳常有余，阴常不足"的理论，认为神经症临床以阴虚内热证为多见，治疗应根据病机特点，以调整阴阳、养心宁神为法则，只有这样才能"阴平阳秘，精神乃治"。

1. 注重心肝肾脏腑之间的辨证

刘教授认为，生活中外界刺激可以影响人体的精神活动，造成心肝肾虚损，阴血不足，脑海失养。心肝肾三脏中，以肾阴虚为主，心肝兼有。所以治法应当补心养肝益肾，以交水火，潜浮阳。水火交，浮阳降，则五脏之阴不会再受影响，神经症就可治愈。

2. 抓住病机实质所在，舍症求本

刘教授认为临床中的许多症状、脉象或相对客观的舌象都不能绝对化，有时甚至可以是相反的结果，尤其在临床杂病之辨证中更应注意。在临床辨证中，须注意由饮食因素或医源因素等导致的疾病，通过分析判断后，抓住病机实质，舍症求本，提高临床疗效。

3. 借鉴古方，加减化裁

由于患者的病情各有所异，仅遵古守方还不能治疗千变万化的病证。刘教授多在继承的基础上，从不同的侧面、不同的角度上摸索新的经验和方药，给中医的理法方药增添了新的内容。我们临床中采用刘教授的经验治疗脑外伤后综合征取得了较佳效果。

## 三、辨证论治思想

辨证论治是中医学的精华。刘教授认为，当代中医既要重视传统中医辨证，又要应用现代科技和思维，以不断完善、充实中医辨证论治体系。临床上有时无"证"求"证"、有"证"舍"证"，宏观辨证与微观辨证相结合，常可获良效。刘教授认为，临床应开阔思维，注意一般资料，并结合实践，参考患者体质，包括对饮食与药物的耐受与反应之不同，于无证中求证；而对于具体病例中的四诊资料，必须全面综合分析，不可把四诊阳性资料绝对化。因有些传统理论或观点，不一定与当今临床相吻合，尚有待商榷。在有些情况下，当有"证"而舍"证"。由于各种先进的技术在医学领域中的广泛应用，尤其是影像学、病理学、基因诊断等技术的采用，对于揭示疾病的本质发挥了巨大作用。这些微观认识手段拓宽和加深了传统"四诊"视野，应用得当可提高中医辨治的水平。如脑出血患者，在传统中医四诊中无瘀血征象，亦无法得知其为出血；而通过西医学诊断技术，我们认识到这是出血，是"离经之血"。《血证论》云："既是离经之血，虽清血、鲜血，亦是瘀血。"刘教授认为，出血中风之络破血溢，本身就是瘀血，离经之瘀血，必然阻滞清窍之脉络，影响脑髓气血流通，其主张早期使用活血化瘀药物治疗脑出血。

## 四、用药思想

### 1. 用药平和，稳中求效

在刘教授长期的临证中，对老年患者，临床擅用平和之剂取效。他认为老年人多正气渐虚，峻猛之品如大黄、芒硝、乳香、没药、水蛭、虻虫、川乌、草乌等，容易损伤正气，加重人体的阴阳失调，从而使病情复杂化，故临床应慎用、少用。

### 2. 注重补气养血

刘教授认为，内科杂病尤其是老年脑病，多发生在脏腑气血内虚的基础上，故在治疗上注重补养气血。有气血亏虚典型临床表现的患者注重补气养血，对一些无典型气血亏虚临床表现的患者也需要注重补气养血的治疗。临证补气多用黄芪、党参、太子参等，养血多选当归、白芍等。黄芪在一般杂病中用量为30～45g，而在脑病中用量为45～60g，党参用量常在20～30g。

### 3. 注重补益肝肾

老年患者多有肝肾不足，且以肝肾阴虚多见，临床不必具有肝肾不足的典型表现，尤其是中老年内伤杂病久病患者，均可予以补益肝肾治疗，多以补阴为主或阴阳双补。临床常选用山茱萸、白芍、何首乌、枸杞子、杜仲、菟丝子、巴戟天、怀牛膝等。

### 4. 活血除痰贯穿始终

内伤杂病总的病机为脏腑阴阳失调、气血津液的运化失常，气行则血行，气病则血滞，津液代谢失常，则化生痰浊，且痰瘀往往相兼为病，甚至痰瘀交结，难以速去。尤其病情复杂、久病患者，痰瘀往往贯穿于疾病始终。活血化瘀常选用毛冬青、益母草、丹参、川芎等，除痰常选用法半夏、橘红、茯苓、天竺黄等。

### 5. 脑病必须芳香开窍

刘教授注重脑为元神之府说，认为头面清窍皆通于脑，清窍滞塞即脑神受扰，清阳蒙蔽，可出现呆滞、神昏、中风、头痛、头晕、健忘等脑病，故临证治疗脑病时，多用石菖蒲、郁金、远志等芳香开窍之品。

### 6. 治痛需佐舒脑宁神

刘教授认为，痛证属中医脑病范畴，人之所以知痛、知痒，全由脑神所主。疼痛之发生，须有脑髓清灵的参与。因而在治疗痛证时，常使用舒脑安神之法，例如常用合欢皮、酸枣仁、浮小麦、牡蛎等。

### 7. 用药结合岭南特色

岭南地区气候多潮湿、温热，外感、内伤患者常兼夹湿热。刘教授临证时，强调因地、因时制宜，多加用茵陈、薄荷、布渣叶、辣蓼草、救必应等轻清透邪、祛除湿热之品。

## 第八节　脑病的全科范畴和思维

脑外科疾病是一个需要借助外科手术、外科手法或者外科的技术去治疗的疾病。内科、外科是从治疗手段这个角度来区分的。实际上，疾病本身并没有很明确地分内科还是外科。中医疾病本身也并不分专科，比如说脏腑气血阴阳，又或者说肺气、肝气、胆气，是我们为了归类、认识疾病才划分的。因此，从脑科疾病的发生发展，以及它的演变过程中我们就会发现，其实脑科的疾病会引发全身各种脏腑器官的问题，反之亦然。比如说肺脏疾病、肝脏疾病、肾脏疾病、心脏疾病等到了一定的程度，五脏六腑之间会互相影响并且在危重期均会影响脑的功能，导致肺心病、肝性脑病、肝昏迷等，这就是五脏六腑相关论。五脏六腑的疾病也会影响属于奇恒之腑的脑。因此这些脏腑的病变是不是就不引起脑的病变了？例如肺毒炽盛就可能进入血分，引起脑的一些改变，或者说，我们看到的颅脑症状或者体征。但是，这些患者往往都会在危重期或者是比较重的时期才出现脑的病变。

　　大部分的脑外科疾病要用到外科的手段去处理，特别是在紧急情况下的脑外科疾病，如脑出血、脑外伤、大面积脑梗死等，而危重或颅脑术后会引起全身的问题，这是必然的，而不是偶然的。患者只要一进入昏迷，只要出现意识障碍，他的问题就是一个全身性的、涉及多脏腑器官，因此脏腑经络问题都会跟着出来。这就是脑科疾病需要具有全科思维的原因。一个患者一开始进入浅昏迷，哪怕是中经络，其从头到脚可能都会有问题，比如，首先是头脑本身会出现头晕、头痛、眼花症状，耳朵听力下降，言语、记忆等高级智能障碍，颜面还表现为口角歪斜，此外还会出现吞咽困难。又比如，如果患者辨证属痰湿，那肺部问题就很容易出现。有的患者就会出现痰鸣的现象，其虽然不一定是肺脏本身的疾病，但是肺部有症状了，是要处理的。总体来看，偏瘫从头到脚，从面部四肢，然后到声带、吞咽都会偏瘫，所以中风的患者实为脑神经功能受到抑制了。这个西医讲的神经功能抑制，中医称为什么呢？中医讲就是"中"，已经中了，所以叫中风。中风有内中风、外中风。中风会导致人体气血阴阳紊乱（逆乱），而五脏六腑功能也会随之出现不同程度的逆乱，如重症中风患者，进入昏迷，很多患者出现大便秘结，甚至出现阳明腑实证。所以这些是全身性的临床问题。因此，脑外科的全科思维是需要建立的。因为这个病就会涉及全身，临床若没有全科思维，就可能遗漏某些问题。

# 第九节 神经外科患者发热的辨病辨证治疗

脑出血发热或者说脑出血术后发热，首先还是辨病分期，辨病有两个，第一个就是脑病本身，第二个就是并发症，即病原发病引起继发病变。两个病的概念我们已经知道。下面我们就来分析脑病外科的发热。

我们通过从以上两方面进行辨病，使我们对疾病的诊断就已经有一个把握了。在这个基础上，我们来进行辨证。中医的发热，从中医内科学来讲，是外感和内伤两个途径导致的。中医往往会与恶寒发热联系起来讨论，恶寒发热是指自觉怕冷，同时又觉身热者，多见于外感病初期，六淫之邪侵袭于肌表，邪热抗争，卫阳阻遏，故见恶寒发热。一般分为以下几种情况讨论，①太阳中风证：恶风发热，自汗，脉浮缓。多见于冬春二季。②表寒证：寒邪束表，恶寒发热，兼有身痛，无汗而喘，脉浮紧。多见于冬季。③表热证：外感热邪，微恶寒，发热口渴，咽赤痛，舌尖红，苔薄黄，脉浮数。多见于春季。④暑热证：暑邪伤表，身热恶寒，汗多大渴，胸闷烦躁，小便短赤，舌红，苔少津，脉洪大。多见于夏暑之际。⑤湿燥证：见于初秋之际，微恶风寒，发热重，头痛，少汗，咳嗽少痰，或痰中带血丝，咽干，鼻燥，口渴咽痛，舌红，苔白，右脉数大。⑥凉燥证：发热轻，恶寒重，头痛，无汗，鼻塞流涕，咽干，唇燥较裂，咳嗽痰少而黏，或咳嗽痰稀，舌干，苔白，脉细数。多见于深秋之际。⑦表湿证：恶寒发热，头胀痛，胸闷恶心，口不渴，无汗，身重困倦，小便清长，舌苔白滑，脉濡或缓。多见于春夏之际。⑧风水证：恶寒发热，兼有眼睑浮肿，肢节酸重，小便不利，咳喘，舌苔薄白，脉浮滑。多发于冬春二季。⑨阳盛格阴证：肢冷，烦渴喜冷饮，胸中烦热，腹部扪之灼热，咽干口臭，溲黄便结，舌红，苔黄，脉沉伏。⑩厥阴病证：四肢厥冷，心中灼痛，躁扰不安，饥而不欲食，食则吐蛔。

　　就脑病外科的发热来看，多属于内伤发热。内伤发热是指以发热为主要临床表现的病证，一般起病较缓，病程较长，热势轻重不一，但以低热为多，或自觉发热而体温并不升高。西医学中的功能性低热、肿瘤、血液病、结缔组织病、内分泌疾病、部分慢性感染性疾病和某些原因不明的发热，均属本病范畴。但是脑病外科很多患者都有发热，情况较为复杂，早期是外伤以及出血等原因导致的发热，主要有两个方面，一是外伤以及出血使血液循环不畅，瘀血阻滞经络，气血壅遏不通，因而引起瘀血发热。二是外伤以及血证时出血过多，或长期慢性失血，以致阴血不足，无以敛阳而引起血虚发热。但是后期还会由于久病、重病或原本体虚，失于调理，以致机体的气、血、阴、阳亏虚，阴阳失衡而引起发热。若中气不足，阴火内生，可引起气虚发热；久病心肝血虚，或脾虚不能生血，或长期慢性失血，以致血虚阴伤，无以敛阳，导致血虚发热；素体阴虚，或热病日久，耗伤阴液，或治病过程中误用、过用温燥药物，导致阴精亏虚，阴衰则阳盛，水不制火，而导致阴虚发热。寒证日久，或久病气虚，气损及阳，脾肾阳气亏虚，虚阳外浮，导致阳虚发热。

　　脑病外科更复杂，是以并发症方式出现的发热，并发症如肺病感染、切口感染、管道感染、肠道感染、尿路感染和颅内感染等。我们知道风险所在，就知道有所为和有所不为，辨证思想，就讲辨这个病理。无论哪种并发症或反应性的、吸收性的发热，看属于什么热，是属于潮热，还是属于壮热，属于往来寒热，还是属于微微发热，知道它的方向在哪里，就是阴阳辨证、脏腑辨证。第一个就是阴阳辨证，先分阴阳，然后是脏腑辨证。脑病外科发热患者以肺系为代表进行脏腑辨证是融入两套体系的，第一个就是以肺为主的呼吸体系，这里还有肺与大肠相表里。第二个是三焦，三焦体系属于卫气营血辨证。

　　因此，脑病外科发热的辨证要点是，第一以辨证候虚实。应依据病史、症状、脉象等辨明证候的虚实，这对治疗原则的确定具有重要意义。由气郁、血瘀、痰湿所致的内伤发热属实；由气虚、血虚、阴虚、阳虚所致的内伤发热属虚。若邪实伤正或因虚致实，表现虚实夹杂证候者，应分辨其主次。第二要辨病情轻重。病程长久，热势亢盛，持续发热，或反复发作，经治不愈，胃气衰败，正气虚甚，均为病情较重的表现，反之则病情较轻。若内脏无实质性病变，仅属一般体虚所致者，病情亦轻。临床治疗应根据证候、病机的不同而分别采用针对性的治法。属实者，治宜解郁、活血、除湿，适当配伍清热。属虚者，则应益气、养血、滋阴、温阳，除阴虚发热可适当配伍清退虚热的药物外，其余均应以补为主。对虚实夹杂者，则宜兼顾之。正如《景岳全书·火证》所言"实火宜泻，虚火宜补，固其法也。然虚中有实者，治宜以补为主，而不得不兼乎清……若实中有虚者，治宜以清为主而酌兼乎补"。

下　篇

# 第一章 肺系病证

## 第一节 感 冒

### 案一

招某，男，38岁。

突发恶寒、寒战、头痛、遍身肌肉骨节疼痛3小时。时在盛夏，公司办公室多人染上流感，患者认为自己平素身体壮实，未做防范。今天午后突发恶寒、寒战、头痛、遍身肌肉骨节疼痛，继而高热、无汗、鼻塞流涕、咽喉不适，门诊求治。检查见咽喉充血，舌红，苔白，脉浮大而数。该患者病机为风寒之邪外袭，营卫不和，经络不利。

处方：二胡（柴胡8g，前胡10g），二活（羌活5g，独活10g），荆芥10g，防风12g，白芷10g，藁本5g，川芎5g，桂枝10g，芍药12g，生姜10g，甘草5g，大枣20g，黄芩10g，金银花10g，知母10g，麻黄10g。2剂。

嘱患者服药之后可进食稀粥，勿食肉类。

二诊：患者诉服药后不久，遍身汗出，全身症状明显减轻，身心舒畅。服药2剂后诸症基本消除，无须再服药。

按语：该方由《太平惠民和剂局方》中"五积散"化裁而来，方中以麻黄为君药，配伍苍术、川芎以发散内寒，芍药敛阴和营，可治疗寒、湿、气、血、痰五积而称"五积散"，主要用于外感夹湿、痰、食。方中于辛温中加黄芩、金银花、知母，以外散风寒，兼清内热。患者自诉服药后不久，遍身汗出，即遍身舒畅，全身症状明显减轻，服药2剂后诸症基本消除。

## 案二

王某，女，42岁，干部。

时当盛暑，突发恶寒发热，头痛，胸闷恶心，咳嗽咽痛，夜间就诊于急诊科。诊见患者急性病容，精神不振，身热无汗，舌红，苔白厚，脉浮数。此案患者为暑天感冒，内伤暑热，外感风寒，拟新加香薷饮，加神曲、白芷。2剂。

二诊：患者2天后复诊，前症基本消失。办公室其余数人先后出现类似症状，要求开处方集体服用上方以预防感冒，遂将上方简化，仅用香薷、金银花、神曲3味，煮水当茶。连服3天，未出现新病例。

按语：新加香薷饮是《温病条辨》中治疗太阴暑温汗不出之证，该方实由《太平惠民和剂局方》中香薷饮加金银花、连翘组成。所谓太阴暑温，即暑天季节性流感。由于暑邪性质特殊，既为阳热之邪，又多夹湿，兼纳凉饮冷，加之暑热伤气，形成内寒外热、湿困脾阳、虚实互见之证。香薷饮原方只香薷、扁豆花、厚朴3味，但因暑为阳邪，其性升散，暑多夹湿，暑热伤气等特点，临床表现比较复杂。暑热之邪旺盛者，原方清热泻火之力不足，故可加入黄连，称为四物香薷饮。若出现呕吐、腹泻等胃失和降、脾湿不运者，应在四物香薷饮的基础上，加茯苓、甘草，称为五物香薷饮。若暑湿之邪过重，出现肌肉沉重酸痛，甚至小腿肌肉痉挛。可在五物香薷饮的基础上，加木瓜以通络祛湿，称为六物香薷饮。若平素体质虚弱，加之暑热耗气，形成虚实夹杂之证，则再加人参、黄芪、陈皮、白术，称十味香薷饮。

## 案三

某男，43岁，园林工人。

患者因暑热天气在户外作业，感受暑热而突发高热，恶寒，头痛身重，口渴汗出，由其单位保健室医生陪同门诊。患者3天来发热高达40℃以上，曾服用西药及中药治疗无效。患者一般情况尚可，面色苍白，咽红，舌红，苔白厚腻，脉浮大而数。患者自述倦怠乏力，肢体沉重，平素气虚，外感暑热之邪，拟李东垣清暑益气汤加减。

处方：升麻5g，葛根20g，黄芪20g，党参20g，白术15g，麦冬15g，五味子3g，陈皮5g，黄柏15g，黄连5g，泽泻12g，甘草3g。

次日，其单位保健医生代其反映，患者服药1剂后热退，今已不再发热。

按语：长夏暑热之时，常有一些缠绵不愈的感冒患者，经辨证为暑热（湿）型感冒，有时用香薷饮类疗效不显，用李东垣清暑益气汤效果却佳。分析其病机，主要是这一类感冒既有暑湿伤表的外因，又有肺脾气虚、中阳不振的内因。因暑令气候炎热，日照时间长，人体劳作大，气血津液处在过度消耗状态，所谓"暑热耗气伤津"，易致暑湿侵表。患者又常因热饮冷、因热乘凉，冒雨着湿、空调冷饮享用无度等，一旦感染感冒病毒，不但暑湿外伤肺卫，更兼有寒湿内伤脾胃，形成暑湿相合、表里同病、肺脾气虚、祛邪无力的病理状态。也有部分感冒患者为求速效，不遵医嘱，不事将息，喜用"激素"，大量输液，导致机体抗毒能力降低，暑湿羁留不化，感冒迟迟不愈。

## 案四

某男，52岁，教师。因"发热半日"就诊。

时值秋初季节，患者自述全身不适，头痛，头昏，体温升高，口渴，下肢部肿胀，半日未解，舌红，苔黄厚腻，脉数，诊断为外感风热，表里俱实，处以防风通圣散去芒硝。患者服药不足1小时，排大便1次，小便随之而出，体温开始下降，自觉精神转好，次日体温正常。

按语：本证为外感风邪，内有实热腑气不通，治以外散风邪，内清热实。方中以防风、麻黄发汗解表，栀子、连翘清热解毒，当归、白芍、川芎养血活血，大黄、白术泄热健脾燥湿，共奏解表通里之功。上述症状常见于初秋，类似西医学所说的季节性流感，而兼有胃肠功能紊乱之症，方中防风、麻黄有发汗解表的作用，栀子有抗菌抗病毒的作用，大黄可以清除胃肠积滞，减少各类物质的吸收。全方具有解表通里、清热解表、扶正祛邪的作用。本方除用于外寒内热之外，还可用于麻疹病、腮腺炎等。

## 案五

陈某，女，41岁。因"反复发热1周"就诊。

患者1周前因受凉，渐起恶寒发热，微汗出，前医以银翘散不效，伴头痛，颈项酸软，鼻塞，干呕，口不渴，二便调。查体温37.5℃，皮肤湿润，舌淡红，苔薄白，脉浮弱。投予桂枝汤，3剂而愈。

按语：今人对发热患者往往先予清热之剂或西药退热之品。本例源于风寒袭表，营卫失调。卫气奋起抗邪于外则发热；营阴失守而外泄故汗出；卫阳受伤，失其温分肉之功，加之汗出肌疏，故恶风；风寒袭表，太阳经气不利，故头痛，颈项酸软；表气不和，致里气不调，肺气不利则鼻塞，胃气上逆则干呕。前医治以辛凉解表，以寒治寒，药不对症，故无效。舌淡红，苔薄白，脉浮弱为风寒袭表、正气不足之证。治宜解肌祛风，调和营卫，是较为典型的桂枝汤证。

# 第二节　咳　嗽

## 案一

某男，5岁。因"发热、咳嗽、流涕1周"前来就诊。

患儿发热、咳嗽、流涕1周，此前在某医院检查，胸部X线提示双肺纹理增粗，可见毛玻璃样病变，血清检查示解脲支原体阳性。住院治疗，静脉滴注阿奇霉素1周后，发热已退，仍咳嗽频作。前院医生建议出院，门诊继续口服阿奇霉素，一周后复诊。出院后，家属携带患儿转投我处。现症见患儿恶寒，低热，面色苍白，神疲倦怠，咳嗽频作，无汗，舌淡红，舌尖红赤，苔少而干，脉紧。诊断为咳嗽，证属寒热夹杂，肺失肃降。拟麻黄汤加减。

处方：麻黄3g，杏仁5g，黄芩8g，金银花5g，紫菀5g，款冬花5g，青天葵5g，甘草3g。3剂，水煎服。

二诊：患儿服药3天后复诊，咳嗽明显减轻，余症如前。于原方加龙利叶10g，服药1周后，症状消失，复查胸部X线未见异常。按原方加玉竹、麦冬做善后调理。

按语：《伤寒论》中指出"太阳病，或已发热，或未发热，必恶寒，体痛，呕逆，脉阴阳俱紧者，名为伤寒"，又言"太阳病，头痛发热，身疼，恶风，无汗而喘者，麻黄汤主之"。故本方专为太阳病伤寒证而设，后世医家称为太阳表实证，是与太阳表虚之桂枝汤证（太阳中风证）相比较而言。

临床治疗患者是否用全方，需视患者情况而定。该患儿患病已1周，风寒同时合并，又因发热导致的阴津暗耗，见舌红苔少而干，因此在麻黄汤基础上加少量的清热之品来清热护阴。因麻黄是发汗峻药，所以不再用桂枝，转用紫菀。从而起到疏散风寒、宣肺速降止咳之效，而无耗伤阴津之弊。

## 案二

某女，中年。

3年来，反复咳嗽，冬春季节尤甚。曾多次在某医院就诊，做多项辅助检查，均未发现异常，遂口服止咳药对症处理，咳嗽未见改善，故门诊求治。患者一般情况尚好，自诉咳嗽，常咯出少量黏液痰，后可缓解，其余无异常表现，饮食、二便如常，日常家庭劳动均能自理，心肺听诊未闻及干湿啰音，咽部充血（+）、咽后壁滤泡增生，考虑为慢性咽炎所致的咽源性咳嗽，不排除与过敏有关。舌淡，苔少，脉细。四诊合参，此案患者咳嗽尚轻浅，并无入里化热之象，但咳嗽日久，势必导致气阴两伤，拟麻黄汤去桂枝加沙参麦门冬汤治疗。

处方：麻黄5g，杏仁10g，桑白皮20g，北沙参15g，麦冬15g，紫菀15g，款冬花12g，青天葵10g，人参叶15g，甘草5g。3剂，水煎服。

二诊：患者服药1周后复诊，数年咳嗽基本消失。予沙参麦门冬汤，3剂而愈。

按语：本案与上案有相似之处亦有明显不同。本案中医看似"无证可辨"，其实按照仲景之法，只要临床表现尚轻浅，可视作表仍有邪，咳嗽数年，并无入里化热之象，可视为表寒仍在，而咳嗽日久，势必导致肺脏气阴两伤，故拟方麻黄汤去桂枝加沙参麦门冬汤治疗，一方中的，此乃循仲景思想，依临床变法之谓也。

## 案三

某男，3岁。

反复发热咳嗽3个月，在某医院诊断为支气管炎，收治入院，静脉滴注阿奇霉素1周后，改为口服，1周后仍咳嗽，出院后转投中医门诊。检查见患儿一般情况尚可，略显消瘦，面色无华，纳少，便秘，口干，少饮，睡眠不安，日夜咳嗽不止。舌红尖赤，苔黄，指纹红紫，证属风热之邪上犯，肺失肃降，久咳气阴受损。

处方：麻黄1.5g，杏仁5g，百部3g，桑白皮5g，紫菀5g，款冬花5g，玉竹5g，百合6g，麦冬5g，芦根10g，甘草3g。

二诊：服药1周后复诊，咳嗽明显减轻，饮食、排便、睡眠均有所改善，按原方加减，治疗数周后，咳嗽基本消失，逐渐停药。

按语：本案患儿患病已1周，合并风寒，又因发热导致阴津暗耗，故见舌红苔少而干，因此在麻黄汤基础上加少量清热之品以清热护阴。因麻黄是发汗峻药，所以不再用桂枝，转用紫菀。从而起到疏散风寒、宣肺速降止咳之效，而无耗伤阴津之弊。

## 案四

李某，女，43岁。

患者患肺炎1周，高热不退，咳嗽频剧，呼吸喘促，胸膈疼痛，痰中夹有褐色血液，间有谵妄。现体温40℃，脉象洪大，舌质红，苔薄黄。诊断为内热壅盛、热伤血络、肺气闭塞型咳嗽。治以宣肺清热，平喘止咳。方选麻杏甘石汤加减。

按语：本案患者高热喘促，乃热邪迫肺之象；痰中带血，血色带褐为内热壅盛、热伤血络所致；胸膈疼痛，系内热壅盛、肺气闭塞之故。体温40℃，脉象洪大，舌质红，苔薄黄均为内热壅盛之征。故治当宣肺清热，平喘止咳，麻杏甘石汤主之。

按语：肺炎是呼吸系统常见的急性疾患，多属于风温热病范畴。以发热、咳嗽、气急为主症。病因以感受外邪为主，由其他疾病转变者亦有之。感受外邪，有风寒、风温的不同，其中以风温最为常见。盖肺被邪束，闭郁不宣，化热烁津，炼液成痰，阻于气道，肃降无权，从而出现上述一系列肺气闭塞的症状。

麻杏甘石汤出自东汉张仲景所著《伤寒论》，其云"发汗后，不可更行桂枝汤，汗出而喘，无大热者，可与麻黄杏子甘草石膏汤""下后，不可更行桂枝汤，汗出而喘，无大热者，属麻黄杏子甘草石膏汤"。此方可解表宣肺，清火泄热化痰止咳，下气平喘，其辨证要点为发热、喘急、口渴、脉数。

刘渡舟教授认为，麻黄为治喘之良药，寒热咸宜。与干姜、细辛、五味子相配可治寒喘；与石膏、桑白皮配伍可治热喘；与杏仁、薏苡仁相配可治湿喘。除心、肾之虚喘必须禁用外，余则无往而不利。

# 第三节　喘　证

## 案一

陈某，男，54岁。

患者既往有咳喘病史多年，1周前因天气转凉，咳喘又作，伴恶风，微热，汗出，咯少量白痰，口不渴，大便3日未行，腹不胀。舌淡红，苔薄白，脉细滑，体温37.5℃，皮肤湿润，双肺听诊未闻及干湿啰音。

按语：患者素有咳喘痼疾，此次因复感风寒之邪，咳喘又作。本例辨证要点是咳喘、恶风、微热、汗出，所谓有一分恶寒便有一分表证。风寒袭表，营卫失调，卫气奋起抗邪于外则发热；营阴失守而外泄故汗出；卫阳受伤，失其温分肉之功，加之汗出肌疏，故恶风；肺气上逆故咳喘；肺气不降，大肠腑气不通，故大便3日未行；腹不胀，表明非燥屎内结；口不渴，非里热证；舌淡红，苔薄白，脉细滑，为风寒袭表、兼夹痰饮之证。治以解肌发表、降气平喘之法。患者咳嗽恶风、汗出，宜桂枝法，兼喘，有痰，则桂枝加厚朴杏子汤更宜。宗仲景《伤寒论》，此为太阳中风兼喘证。

### 案二

莫某，男，47岁。

患者有咳喘病史12年，复发3天。3日前，患者感受风寒，而致发热恶寒，头痛身痛，无汗，咳吐痰涎质稀量多色白，喘气不得卧。舌淡，苔白滑，脉浮紧，体温38.3℃。予小青龙汤加减。

处方：麻黄10g，桂枝10g，白芍10g，炙甘草5g，干姜5g，细辛5g，半夏5g，五味子5g。

按语：本案患者诊断为喘证不难，但是治疗需细思量。患者素有咳喘病史，痰饮内伏于肺，因感受风寒，咳喘复作。风寒袭表，营卫失调，卫气奋起抗邪于外则发热；卫阳被遏，不能"温分肉、充皮肤、肥腠理、司开阖"，故恶寒、无汗；水饮内停，故咳吐痰涎质稀量多色白；肺气上逆则喘气不能平卧；舌淡，苔白滑，脉浮紧为外寒里饮之象。符合小青龙汤证，投方即效。

## 第四节 肺 痨

患者，男，62岁。因"盗汗、午后潮热2个月"前来就诊。

患者自述时有干咳，午后自觉身热，夜间睡眠时有盗汗，内衣尽湿。胸部X线检查示双肺有条索状阴影及小片状阴影，此前西医诊断为肺结核，服用多种抗结核药物，但午后发热及夜间盗汗尚存，故转求中医诊治。患者神疲，面色苍白，双颧发红，舌红尖赤少苔，脉虚而数。证属阴虚内热，拟青蒿鳖甲汤加减。

处方：青蒿15g，地骨皮15g，银柴胡15g，玉竹20g，石斛10g，白芍15g，天冬20g，知母12g，鳖甲30g，甘草5g。7剂。

二诊：患者服药1周后，自觉午后潮热、夜间盗汗之症减轻，患者出现肝功能损害，暂停抗结核药治疗，予前方加黄连3g、夏枯草20g，且改为每周服药5天，间或加鸡骨草、五味子等药物。治疗超过3个月后，改为每周服药3～4天，未再出现潮热盗汗之症，逐渐停药，后依西医意见，继续完成抗结核治疗。

按语：结核病是人体感染结核分枝杆菌引起的全身性慢性传染病。病变可累及全身各器官，而以肺结核最为多见。本病的病理以结节、浸润、干酪样坏死和空洞形成等混合存在为特征，属中医"痨瘵"的范畴，临床辨证分型可分为肺阴不足型、阴虚火旺型、气阴亏耗型。本方主要适用于阴虚火旺型。但见夜热早凉，热退无汗，能食消瘦，舌红少苔，脉细数的阴虚内热、邪热内伏证均可用之。

# 第二章　心系病证

## 第一节　心　悸

案一

叶某，女，70岁。就诊日期：2020年5月29日。

患者因心中悸动不安伴胸闷不舒、寐差4月余来诊，患者平素喜与亲戚朋友喝茶、游玩。2020年春，患者数月足未出户，心中郁闷，甚则彻夜不寐，渐发胸痛、心悸，到附近门诊就诊，诊断为胸痹，予以枳实薤白桂枝汤，2周未见效，又转寻另一医师诊治，辨证为心血瘀阻，予血府逐瘀汤加减，内服2周未见效，后辗转多处就诊。5月底来我院门诊治疗，详询之，患者2年前曾患心悸，查24小时动态心电图见偶发房性早搏（20余次）。现心中悸动不安，胸闷不舒，寐差，夜间常胸闷如窒，呼吸欠畅，直至汗出而醒，甚则彻夜不眠，心胸疼痛，心烦，乏力，头晕耳鸣，腰酸膝软，口干便结，舌暗红少津，苔薄，脉细数。四诊合参，诊为心肾阴虚之心悸，以滋阴清火、养心和络为法，予炙甘草汤合天王补心丹加减。

处方：炙甘草20g，党参20g，桂枝10g，生地黄10g，麦冬20g，亚麻子20g，大枣10g，白芍20g，酸枣仁10g，五味子10g，柏子仁10g，首乌藤10g，川芎10g，天冬10g，丹参20g，生姜10g，米酒50mL，阿胶10g（烊化兑服）。3剂。

嘱患者复查24小时动态心电图。

二诊：患者诉胸痛消失，无胸闷如窒感，夜寐安宁，仅偶有心悸。24小时动态心电图见偶发房性早搏（50余次）。效不更方，再投3剂。同时嘱其适当活动，保持心情愉快。

随访至今，未见反复。

　　按语：关于本案的诊断，有医家诊断为胸痹，也有医家诊断为心悸。吾详细探寻其临床，该病因情志不畅而起，以心中悸动不安伴胸闷不舒为主，兼有心烦、寐差、乏力、头晕、心胸疼痛，故诊断为心悸。而胸痹则以胸部闷痛，甚则胸痛彻背，喘息不得卧为主症，多见膻中或心前区憋闷疼痛，甚则痛彻左肩背、咽喉、胃脘部、左上臂内侧等部位，反复发作。伴有心悸、气短、汗出，甚则喘息不得卧。两者的鉴别要点是"悸"与"痛"，以"悸"为主，伴有胸闷不舒，偶有心胸疼痛，此为"悸"，与西医学中各种原因引起的心律失常以及心功能不全等密切相关；胸痹则以胸痛为主，有牵扯性，且持续数秒到几十分钟，伴有心悸、气短、汗出，西医学中冠状动脉粥样硬化性心脏病之心绞痛、心肌梗死与本病密切相关。在心电图检查中，心悸常见有心脏的频率、节律、起源部位、传导速度或激动顺序的异常心律失常征象；胸痹则以心电图发现心肌缺血为最常用的检查方法。

　　炙甘草汤是《伤寒论》中治疗心动悸、脉结代的名方。原方主治由伤寒汗、吐、下或失血后或阴血不足、阳气不振所致的心动悸、脉结代。本案乃抑郁日久，夜不能寐，阴血暗耗，肾阴亏虚，不能濡养五脏之阴，水不涵木，又不能上济于心，因而阴虚火旺，心阴耗伤，心脉失于濡养，而致心悸；心阴不足，心火燔炽，下及肾水，又可进一步耗伤肾阴；阴血不足，心脉失养或心阳虚弱，不能温养心脉，故心动悸。本案还有虚烦不得眠的症状，故选用天王补心丹加减。天王补心丹出自明代医书《摄生秘剖》，有滋阴养血、补心安神的功效，可用于治疗阴血不足之失眠心悸多梦等症。我常将此方用于劳心过度而失眠多梦或心悸怔忡者，均能收到满意的疗效。关于酒水同煎，《伤寒论》云："清酒七升，水八升，先煮八味，取三升，去滓，内胶烊消尽，温服一升，日三服。"今多数医家认为，酒之于炙甘草汤并非必用之品，多不应用。但我常嘱患者根据自身情况，酌量使用。清酒即今之酸浆水，具有开胃提神、活气养血、滋阴补肾的功效，酒水同煎后，酒味散尽功效留存，可以提高炙甘草汤的效用。

　　本案还须注意情志的调摄，正如汪昂在解释天王补心丹时所说

"夫药固有安心养血之功，不若宁神静虑，返观内守为尤胜也"。

## 案二

某女，14岁。因心悸1周前来就诊。

患者自觉精神不佳，倦怠乏力，动则气促，自汗，心悸，曾在某医院就诊，服西药月余未见改善，现求中医治疗，检查见患者面色泛白，舌质淡白少苔，脉细数结代，心音低微，未闻及病理性杂音，血压80/50mmHg。心电图检查示心率48次/分，窦性心律不齐，Ⅰ度房室传导阻滞，ST-T异常改变；血清检查轻度贫血，心肌酶升高。询问病史，患者近期曾患感冒。

西医诊断：病毒性心肌炎。

中医诊断：心悸（气阴两虚证）。

处方：炙甘草汤原方。

二诊：患者1周后复查，一般情况改善，精神体力较前好转，心律52次/分，血压90/52mmHg，将原方中的党参改为太子参，加枣仁。后患者病情改善，心率60～62次/分。后治疗2个月，患者一般情况良好，心率60次/分，血压为92～96/56～60mmHg，心电图复查，未见异常。

按语：病毒性心肌炎与中医"心瘅"相似，可归属于中医的"心悸""胸痹"等范畴。可因素体亏虚、气阴不足、心失所养、复感外邪、内舍于心所致，故临床常表现为心悸气短、倦怠乏力、脉结代等症状。本案患者倦怠乏力，动则气促，自汗，心悸，面色泛白，舌质淡白少苔，脉细数结代，听诊心音低微，属于气血虚弱证。炙甘草汤为治疗气虚血弱所致的心动悸、脉结代、气短等症状的有效选方。

## 案三

徐某，男，58岁。因"反复心悸，胸闷气短，活动则气促，手足欠温"前来就诊。

患者一般情况良好，唯脉见迟缓，心率42次/分钟，疑窦房结综合征，中医诊断为心悸，辨证属胸阳不振、气阴两虚证，拟炙甘草汤与麻黄附子细辛汤合用，随症加减。患者心率升至52次/分，去麻黄、附子、细辛，加葛根、川芎、酸枣仁。服药后患者心率升至60～62次/分。患者间断服药治疗10余年，唯近期血压偏高，于原方中加天麻、钩藤、葛根之类。

按语：本案患者因反复胸闷气短、活动则气促、手足欠温来诊，一般情况良好，唯脉见迟缓，心率42次/分钟，疑窦房结综合征，因未做心电图，西医无法确诊，但按照临床判断，非心绞痛之类，中医诊断为心悸，辨证为胸阳不振、气阴两虚证。《伤寒论》云："伤寒脉结代，心动悸，炙甘草汤主之。"炙甘草汤的方证非常简单，即具备心动悸、脉结代即可使用。的确，炙甘草汤是治疗心律失常的最常用方剂之一。但"伤寒"二字也不可忽视，上海中医药大学柯雪帆教授对本方研究后指出："一般认为，炙甘草汤能治脉结代、心动悸，即心律不齐，而忽略本条经文中冠首的'伤寒'二字。"起初我亦未曾重视，用炙甘草汤泛治多种心脏病引起的心律不齐，疗效或佳或不佳。往往从心律不齐之程度、病程之长短、患者年龄、工作等因素探析。有一年，病毒性心肌炎发病患者较多，其后遗症大多为心律不齐，我用炙甘草汤治疗，往往取效，效之速者1剂即愈。我惊奇其效果之佳而思辨之，病毒性心肌炎必由外感病引起，乃病毒感染侵犯心脏所致。外感病发热古代皆称为伤寒，《素问·热论》所云"今夫热病者，皆伤寒之类也"。我重新细读此条经文，乃知炙甘草汤所治之脉结代、心动悸是外感热病所引起者，非能泛治一切心脏病引起之脉结代、心动悸。"伤寒"二字绝非可有可无，而是十分重要。再回过头来看，整理自己所治心律不齐之医案，发现炙甘草汤用于治疗病毒性心肌炎后遗症之心律不齐疗效较好，对于风湿性心脏病之心律不齐有小效，对冠心病及高血压心脏病引起的心律不齐几乎无效。从而深切地体会到了学习中医经典著作切忌浮光掠影，应该逐字研究，联系临床实践，必有所得。而本案患者似乎无症可辨，除了心律失常、身瘦外，其余似乎一切正常，只好开出炙甘草汤。因患者除脉结代外，尚弱而细迟，这就是黄煌教授所讲的"附子脉"，故加入麻黄附子细辛汤以提高心率。原方使用生地黄达一斤之多，该案使用生地黄多达60g，而患者大便不稀，生地黄的腻滞之性尚不明确。煎药中尚用黄酒，以防其腻滞之性。

### 案四

某男，16岁，高中生。

患者为高中体育特长生，主攻中长跑，因体力下降，跑步时易疲劳或气促气短半个月由家长陪同前来就诊。检查可见患者明显消瘦，舌淡苔薄白，脉迟缓。常规心电图检查示 I 度房室传导阻滞，偶发室早，心率48次/分；血常规、血沉、抗凝、心肌酶测定均无异常发现。中医诊断为心悸，辨证为气阴不足、心阳不振证，拟竹叶石膏汤加附子、肉桂。

处方：太子参20g，麦冬15g，五味子3g，熟地黄20g，制附子10g（先煎），肉桂5g（焗），炙甘草5g，大枣20g。7剂。

二诊：患者自诉精神改善，心电图检查仍有 I 度房室传导阻滞，偶发室早，心率52次/分，建议终止体育运动生涯，守方坚持治疗。

随访到患者大学二年级，心电图检查传导阻滞消失，心率为60～64次/分。

按语：关于本案的诊断，一开始考虑为病毒性心肌炎或运动员心率，但病毒性心肌炎依据不足，若只是运动员心率，不至于心率低于50次/分以下，且有房室传导阻滞。若做病毒性心肌炎处理，则患者的运动员专业必须放弃；若作为运动员心率处理则无须特别处理，又恐延误可能存在的心肌病变。家长要求医生做出判断，再三思考，为慎重起见，给予治疗观察，中医辨证为气阴不足、心阳不振证。拟竹叶石膏汤加附子、肉桂，患者服药后自诉精神改善，心率逐渐上升，但心电图检查仍有 I 度房室传导阻滞，偶发室早，为慎重起见，经与家长商量，决定停止体育运动，坚持中医药治疗。后复查患者心电图传导阻滞消失，心率为60～64次/分。

### 案五

商某，男，58岁。因"反复发作性心悸、胸部疼痛1年"就诊。

患者1年前无明显诱因出现心悸并伴胸部疼痛，按之则舒，口服多种止痛药无效，时有自汗出，口淡不渴，余无他症，胃纳可，二便调。舌淡，苔白滑，脉微缓。诊断为心悸之心阳不足证，治以温通心阳，予桂枝甘草汤加减。

处方：桂枝10g，炙甘草5g，干姜10g，附子10g（先煎）。

按语：患者病已历年，虽有胸痛而无阴寒、瘀血之征，汗出而无表虚之象。患者主症为心悸，按之则舒，与《伤寒论》"其人叉手自冒心，心下悸，欲得按"颇为一致，故诊断为心阳虚证。由于心阳不足，心无所主，故心悸；汗为心之液，阳虚失固，则见汗出；心阳不足，鼓动无力，心脉血行不畅，故见气阻而痛，脉微缓，舌淡，苔白滑。以温通心阳为治法，拟桂枝甘草汤加减。临床虚而短气者，加人参、黄芪以益气补虚；阳虚恶寒者，加干姜、附子以温阳散寒；血虚头晕目眩者，加龙眼肉、当归以滋补阴血；怔忡者，加远志、酸枣仁以安神定志；郁热心烦者，加茯苓、知母以清心除烦安神。

## 案六

吴某，女，63岁。因"心慌、心悸1周"就诊。

患者患有风湿性心脏病数年，因症状较轻，未予系统治疗。近1周因劳累过度，出现心慌，心中悸动不安，汗出，不能行走，头晕目眩，气短，下肢不肿，未见明显恶寒，大便稍干，小便正常，苔薄白，脉结代。中医诊断为心悸，辨证为心阴阳两虚证，治以通阳复脉、滋阴养血，予炙甘草汤。

处方：炙甘草30g，生姜15g，西洋参20g，生地黄30g，桂枝10g，阿胶（炖）10g，麦门冬15g，麻仁20g，大枣10g。

按语：本案患者，罹患风湿性心脏病数年，本次因过劳加重，以心悸、心慌为主，以致不能行走，病情较重，易误辨为少阴心肾阳衰证，但患者病情虽重而下肢不肿，无明显恶寒，证非少阴。联系其心悸、脉结代及其他症状，与《伤寒论》中"脉结代，心动悸，炙甘草汤主之"颇为切合，当是久病累及心之阴阳气血所致。心主血脉，赖阳气以温煦、阴血以滋养，心阴阳气血不足，则心失所养，故见心慌、心中悸动不安。劳则气耗，心气不足，故见气短，稍动则气不支，故不能行走。汗为心之液，心之阴阳气血亏虚，外无所固，故见汗出。气血亏虚，无以上奉，清窍失聪，故见头晕目眩。

心阳虚鼓动无力,心阴虚脉道不充,心之阴阳俱不足故见脉结代等,种种表现符合心之阴阳气血亏虚之证。

### 案七

戴某,男,70岁。因"腹痛伴心悸1周"就诊。

患者约10天前因感冒引起发热、恶寒、头痛等,曾服感冒药,上症基本消失。1周前出现腹中急痛,得温痛减,喜按喜揉,心中悸动不宁,口淡不渴,心烦,失眠,舌润,无苔,脉迟。综合舌脉象,辨证为中焦虚寒、气血双亏证。治宜温中补虚、调和气血,方选小建中汤加减。

按语:本案患者年迈,正气不足,复感外邪,虽经治而表证欲解,然又见心悸而烦、腹痛之症,为病邪传里无疑。究系何证,当仔细辨识。观是证一无热象,二无实证,三无少阴、厥阴表现,当属脾虚,此与《伤寒论》中"伤寒二三日,心中悸而烦者,小建中汤主之"的因、证、机切合。此案必是年迈脾虚、气血双亏、病邪内传而致。里虚邪扰,气血不足,心无所主则悸;邪气内扰,神志不宁则心烦、失眠;脾主大腹,气血双亏,脾络失养,则腹中急痛;阳虚则得温痛减,并喜按喜揉;舌润、无苔等俱为脾之气血双亏之象。

# 第二节 胸 痹

武某,女,31岁。因"胸闷心悸3天"来诊。

患者1周前感冒,恶寒发热,咽喉不适,服感冒药未见效。近3日出现胸闷心悸,经静脉滴注青霉素后,发热除,但仍恶寒,头项酸痛。前医已查心电图,提示心肌劳损,余无异常。舌淡暗,苔薄白,脉促有力。考虑患者常喜用退热药,发汗致胸阳不振,心胸不舒。患者表邪仍在,治以解肌祛风、宣通阳气,予桂枝去芍药汤加桂枝10g、生姜5g、大枣5g、炙甘草5g、川芎10g。3剂而解。

按语：本案患者病起于外感风寒，旋即内陷胸中，郁遏胸阳，致胸阳不振，故胸闷心悸。表证未解，正气与邪气相争，故恶寒仍在，头项酸痛不减。脉促有力亦为正气与邪气相争之象。心电图示心肌劳损，舌淡暗，为太阳病损于心，心阳受挫，心脉不畅之象。表证未解，势必解肌祛风，胸中阳气被遏，当宣通阳气，遂予桂枝去芍药汤，舌淡暗加川芎治之。

# 第三节　心　衰

刘某，女，70岁。因"咳嗽、气促10余年，加重半个月"就诊。

患者有喘咳病史10余年，半个月前自觉咳嗽、气促、呼吸困难，现症状加重。检查见患者面目及双下肢浮肿，呼吸喘促困难，双肺可闻及哮鸣音，心前区可闻及Ⅱ至Ⅲ级吹风样杂音，初步诊断为肺部感染，哮喘持续状态，心功能不全，拟四逆汤加味。

处方：附子10g，人参5g，干姜5g，甘草5g，麻黄5g，桑白皮20g，茯苓20g。

二诊：患者服药4天后，哮喘明显缓解，浮肿稍减，仍按原方加白术15g。服药1周后，患者基本症状消失，故停药。

三诊：之后患者间歇发作，每次症状基本相同，处方亦大同小异，先后治疗10余年，不久前因发热、持续状哮喘、心衰入住某医院ICU，经治疗未见好转，且症状逐渐加重，出现浅昏迷状态，应家属要求，拟方制附片10g，人参8g，干姜6g，麻黄5g，细辛3g，五味子3g，桑白皮20g，茯苓20g，炙甘草5g。

四诊：患者服上药1剂后，神志转清，心脏功能、呼吸、血氧饱和度改善，主动要求出院。

后随访，患者症状无复发，年80余岁去世。

按语：在古代没有现代西医学抢救措施的情况下，相信四逆散抢救过不少危重患者的生命。但时至今日，由于西医学的迅速发展与进步，作为四逆汤证这类急危重症，往往需要分秒必争，这是西医学的强项与优势。若按中医传统方法，诊疗—处方—配药—煎药—服药的程序，则难以适应临床要求。于是这种传统的方法变成了"急惊风遇上慢郎中"，只好让西医的方法来处理。但我们也不必为这种情况而做过多的惋惜，社会在进步，科学在发展，我们需要认识到中医学自身的不足，走中医现代化的道路。以四逆汤为例，现在国内已有许多经过改良的剂型，例如将四逆汤做成微滴丸，或者以四逆汤制成注射液，如参附针之类，避免传统煎剂的不足。此外，传统的煎剂也并非一无是处，对某些顽固性心衰、休克的患者而言，在中西医结合抢救和治疗的同时，使用正常煎剂便于随症加减变化。

# 第四节　不　寐

林某，男，70岁。因"失眠1年"就诊。

患者于1年前，因大惊而起，日夜恐惧不安，晚上不敢独宿，即使有人陪伴亦难安，寐而时惊醒，白天不敢独行，即使有人陪伴，也触目多惊而畏缩不前。稍遇小事，即使并不可怕的事也常害怕，随即身寒肢厥，拘急并引入阴筋，手足心出汗，惶惶不安，发作时矢气、尿多、食欲缺乏。舌质淡，苔白，脉弦。

中医诊断：失眠（心阳虚神散证）。

治法：温通心阳，潜镇安神，兼以涤痰。

方药：桂枝去芍药加蜀漆牡蛎龙骨救逆汤。

按语：本案与《伤寒论》中"伤寒脉浮，医以火迫劫之，亡阳，必惊狂，卧起不安者，桂枝去芍药加蜀漆牡蛎龙骨救逆汤主之"的形成原因不同，而病机、主证咸同，皆为心阳亏虚、心神不敛、痰浊内扰之惊狂证。惊则气乱，以致心无所依，神无所归，虑无所定而神气散乱。患者由于受惊吓损伤心阳，导致心失所养，心神不得敛养，加之患者年老体衰，心胸阳气不足，易致水饮痰浊之邪乘虚扰心，心神失守，无所依归，而日夜惊惶失措，恐惧不安，故可见晚上不敢独宿，即使有人陪伴亦难安，寐而时惊醒，白天不敢独行，即使有人陪伴，也触目多惊而畏缩不前。《灵枢·口问》曰："心者，五脏六腑之主也……心动则五脏六腑皆摇。"今患者心阳耗散，复被痰扰，神无所归，故稍有惊触，即心神大动，五脏六腑皆摇，人体气机大乱，从而可见身寒肢厥、拘急并引入阴筋、手足心出汗、矢气频作、小便失禁等症状。

# 第三章　脑系病证

## 第一节　头　痛

案一

冼某，女，51岁。2020年10月29日初诊。

主诉：反复头痛10余年。

现病史：患者10余年来经常头痛，眩晕，头昏沉，感觉脑子不清醒，有时像感冒头痛，颈痛，自服散利痛，2～3日一次，合并胸脘痞闷不适，纳差，恶心呕吐，夜晚睡觉头也痛。患者自述第1次头痛发作与月经有关，后频率增加，伴恶心、呕吐，服散利痛可以止痛，颈痛与头痛时间一样长。舌淡，苔白腻，脉弦滑。

西医诊断：头痛。

中医诊断：头痛（痰瘀内蕴证）。

处方：半夏白术天麻汤加减。

半夏10g，白术10g，天麻10g，茯苓5g，橘红5g，泽泻10g，丹参20g，川芎10g，甘草5g，黄芪10g，北柴胡10g，荆芥穗10g（后下），茺蔚子10g，麦冬10g，生姜3片，大枣3枚。

嘱患者练习颈部操，每天3次，每次15分钟。

二诊：患者自述症状好转，颈痛亦好转，仅有劳累感，头痛好转。查体见颈部多处压痛，酸软。舌脉如前。效不更方。

三诊：2021年1月28日随访，患者头痛、颈痛基本消失。

按语：本案患者由于脾湿生痰，湿痰壅遏，引动肝风，风痰上扰清窍所致。风痰上扰，蒙蔽清阳，故眩晕、头痛；痰阻气滞，升降失司，故胸膈痞闷、恶心呕吐；内有痰浊，则舌苔白腻；脉来弦滑，主风主痰。治当化痰息风，健脾祛湿。方中半夏燥湿化痰，降逆止呕；天麻平肝息风，而止头眩，两者合用，为治风痰眩晕头痛之要药。《脾胃论》言："足太阴痰厥头痛，非半夏不能疗；眼黑头眩，风虚内作，非天麻不能除。"故以半夏、天麻为君药；白术、茯苓为臣药，健脾祛湿，以治生痰之源；佐以橘红理气化痰，脾气顺则痰消；使以甘草和中调药；煎加生姜、大枣调和脾胃，生姜兼制半夏之毒。

## 案二

阮某，女，62岁。因"反复头部右侧疼痛34年，加重1周"就诊。

患者自述34年前，生产第一胎半年后开始出现头部右侧疼痛，当时诊断为偏头痛。初发时伴有右侧脸颊肿胀，每日发作，有时呈搏动样，伴恶心呕吐，呕吐后自觉疲倦、嗜睡。早期服一包"头痛散"可以缓解，近年来服一包"头痛散"头痛亦较难缓解，最严重时需要3包"头痛散"方可止痛。近期除头痛、恶心呕吐外，还伴有腹痛、腹泻、虚脱感，如大病一场，需要卧床休息，苦不堪言，辗转多家医院，诊断为神经血管性头痛，多种诊疗方案无效，遂来我处就诊。患者自述其母亲有偏头痛病史。现症见患者头部右侧痛，眩晕，恶心，胸闷欲呕，舌淡红，苔白腻，脉弦滑。辨证为痰厥气郁头痛，予半夏白术天麻汤治之。

按语：《医学心悟》云："有湿痰壅遏者，书云'头旋眼花，非天麻、半夏不除'是也，半夏白术天麻汤主之。"偏头痛是一种与遗传、神经、内分泌相关的复杂难治性头痛，其发病率女性为男性的 2 ~ 3 倍。目前西医学对于偏头痛发作期以对症止痛治疗为主，但是过度使用止痛药物往往会导致病情加重，演变为难治性头痛。西医学对此病的发病机制认识不清，虽然治疗手段包括禁止或限制急性镇痛药物的使用，但无有效治疗方法，临床治疗颇为棘手，我们用中医药另辟蹊径，疗效可观。该案患者为典型偏头痛，病情重，病程长，有家族史，且常年服用止痛药，未从其根本治疗。临床上偏头痛发作时常伴恶心呕吐、胃脘胀闷等脾胃症状，日久则出现焦虑、失眠、健忘等，形成偏头痛综合征。中焦脾胃为脏腑气机之枢纽，头痛日久可导致肝脾胃气机失调。在临床中可运用解郁和中大法，疏肝健脾和胃，调和气血，肝、脾、胃三位一体治疗。本案诊治时四诊合参，观其脉证，为痰厥气郁头痛，予半夏白术天麻汤加减治疗。

半夏白术天麻汤出自《医学心悟》，本为眩晕所设。此方是由燥湿化痰的二陈汤化裁而来，加白术补脾益气，天麻平肝息风，诸药合用，风痰并治，既有化痰息风的半夏、天麻，又有茯苓、白术健脾祛湿，以治疗生痰之源。临床用于治疗风痰引起的眩晕、痰厥头痛。因脾虚不能运化水湿，聚而成痰，痰气上逆引动肝风，上扰清窍，造成眩晕。临床多见眩晕头痛、胸闷呕恶、舌苔白腻、脉弦滑等症。有化痰息风、健脾祛湿之功，用于治疗风痰上扰证之头痛眩晕。患者服药后头痛明显缓解，停用止痛药，恢复正常工作生活，收效神速，是良好的开端，后续治疗2个月左右，扭转病机。嘱患者需坚持治疗，首先停用、摆脱止痛药，学会头痛自我管理，保持医患双方互动，防止疗程中断，保证疗效。

## 案三

曹某，男，87岁，退休干部。2018年11月1日初诊。

主诉：外伤后持续性头晕头痛1个月。患者1个月前平地跌倒，头部着地致颅内出血，急诊科医生行"颅骨钻孔硬膜下血肿引流术"，今出院后被家人搀扶进入诊室。患者家属代诉，住院期间一直头晕头痛，每天头脑昏蒙不醒，头痛时而加剧，喊叫不止。刻下症见患者头晕，头痛，精神萎靡，二便调，胃纳一般，睡眠不安，余无异常，神疲懒言，中等身高，消瘦，全身多处皮肤伤痕、瘀斑、微肿。舌淡红，苔白腻，脉弦滑。患者声音重浊，疑有痰声，对答流畅，未闻及异常体味。血压92/76mmHg（早上口服降压药）。

分析：患者为外伤导致颅内出血，虽然手术已及时清除颅内血肿，但是从舌、脉象及体表瘀斑，可见无形之瘀尚未清除；又因年老大病，住院时日长久，饮食不当，脾胃虚弱，因而痰湿内生，苔白腻，脉滑即为明证，故考虑为瘀痰互结，阻滞清窍，致头晕、头痛不愈。

辨证：痰瘀互阻（清窍）。

治法：燥湿化痰，通络止痛。

处方：半夏白术天麻汤加减。

法半夏10g，白术10g，天麻10g，橘红5g，川芎10g，甘草5g，黄芪5g，柴胡10g，丹参10g，泽泻10g，荆芥穗5g（后下）。

其他处理：

（1）本次就诊测血压：92/76mmHg，嘱患者每次服降压药前测血压，若血压处于120/80mmHg上下波动可暂时观察，若低于此数值可不服降压药，监测血压。

（2）坚持每天测血压3次，做好记录。

二诊：患者谈笑风生独步进入诊室，握手连声道谢。诉第1天测血压120/80mmHg后没有服降压药，仅服药1剂，下午头晕消失，头痛减1/3。连服3剂后头晕头痛完全消失，血压一直处于120/80mmHg左右，神清气爽。血压记录本显示患者近1周血压为111～124/60～82mmHg。

予原方再开数剂以善后。随诊半年未见复发。

按语：本案患者病因明确，四诊合参辨证本不难，但是为什么患者做完手术，头晕头痛1个月未解决呢？分析原因有二：其一，患者原所服中药均为活血祛瘀方，证变方未变使然。其二，可能患者入院时测血压偏高，一直予口服降压药治疗，本次就诊测血压92/76mmHg，果断告知在监控血压的前提下服降压药，在血压不高时停用降压药，此为"辨证不药"之"辨证施治"也。本案速效原因除了辨证选方恰当之外，柴胡、荆芥的使用也是让患者症状迅速解除的关键。医者处方用药应注意处方的升降沉浮，本案患者疾患以头部为主，因此选用数味提升药物。

## 案四

胡某。

主诉：脑外伤后反复头痛1个月。

现病史：患者于1个月前受外伤致头部疼痛，在外院行CT，检查结果示蛛网膜下腔出血。住院治疗，出院后复诊，患者精神不振，疲乏，头痛且空，头顶痛，记忆力差，常眩晕耳鸣，颈后有紧绷感，腹部不适，常便溏，肢体活动无障碍，手足冰冷，舌淡红，少苔，左尺脉弦，关脉略弱。

西医诊断：头部外伤。

中医诊断：头痛（肝肾不足，肾阴阳两虚证）。

处方：熟地黄20g，生地黄10g，山茱萸10g，山药15g，牡丹皮10g，茯苓10g，盐女贞子15g，墨旱莲10g，枸杞子15g，盐菟丝子15g，当归10g，炙黄芪30g，升麻5g，续断10g，荆芥穗10g（后下），吴茱萸10g，川芎10g。

患者服药后，精神大为改观，头痛基本消失，效不更方，守方7剂而愈。随诊半年，未见复发。

按语：外伤性头痛多以瘀血头痛辨证，但是瘀血头痛以头痛经久不愈，痛处固定不移，痛如锥刺，舌紫暗，可见瘀斑、瘀点，苔薄白，脉涩为特点。通过本案患者的临床表现及舌脉象辨证为肝肾不足、肾阴阳两虚证，予六味地黄汤加减，获得良好效果。本案还注重了头痛引经药的使用。

## 案五

冯某，男，57岁。因"外伤致头痛3小时"就诊。

患者于3小时前因外伤致头痛，头晕，右眼睑瘀肿，全身多处软组织挫伤并疼痛，无呕吐，无四肢抽搐，无腹痛，无二便失禁等症，被送我院急诊科就诊。CT检查示左侧额颞顶枕硬膜下血肿并左侧额、颞叶脑挫裂伤，右颞骨骨折并额颞部硬膜外硬膜下混合血肿，蛛网膜下腔出血，右顶部头皮挫伤，左侧第11后肋陈旧性骨折。为求进一步治疗，由急诊科拟"颅脑外伤"收入院。刻下症见患者神清，精神疲倦，无发热，呼吸平顺，痰多，留置胃管，无呕吐，小便正常，大便次数较多。舌暗红，苔白腻，脉弦。

查体：神清，不语，全身多处软组织挫伤，右头顶部见头皮血肿，右眼睑瘀肿，双侧瞳孔等大等圆，直径3mm，对光反射灵敏，眼球活动不受限，两侧鼻唇沟对称，无变浅，伸舌居中。颈抵抗，四肢肌力5级，肌张力正常。腹壁反射存在，肱二头肌反射、肱三头肌反射、膝跟腱反射正常。

中医诊断：头痛（肝肾亏虚，气血不足，风痰瘀血痹阻脉络证）。

治法：补肝肾，益气血，化痰通络。

处方：党参20g，竹茹15g，法半夏15g，浙贝母20g，鱼腥草30g，虎杖20g，辽刁竹20g，石菖蒲15g，枳壳10g，瓜蒌皮15g，甘草5g，茯苓15g。水煎服，每日1剂。

按语：本案患者根据其病史和临床表现，属于中医学"头痛""眩晕"等疾病范畴。本病的病因明确，颅脑外伤是直接原因，为头部遭受直接暴力所致。脑外伤后瘀血不散，血瘀阻络是本病的继发因素。经络不通，不通则痛，致使脑外伤后意识障碍，昏不识人，醒后头痛如刺。外伤惊恐伤肾，久则肾精不足，脑海空虚。病程日久，心脾不足，气血两虚，脑失所养。而脾虚运化失常，水湿不运，痰湿内生，痰浊上蒙清窍。本案患者年近六旬，根据症状及舌脉象，辨证为肝肾亏虚、气血不足、风痰瘀血痹阻脉络证，治宜补肝肾、益气血、化痰通络。方中茯苓健脾，竹茹、法半夏、浙贝母、瓜蒌皮化痰，鱼腥草清热，石菖蒲通窍醒脑。

## 案六

林某，男，61岁。就诊日期：2011年10月15日。

主诉：外伤致神志不清、头面流血约1小时。

现病史：患者于1小时前因外伤致意识障碍，头痛，头晕，伴呕吐胃内容物多次，无四肢抽搐、腹痛、二便失禁等症，被送到我院就诊。CT检查示左侧顶部硬膜外血肿（出血量约60mL）合并左侧颞枕部少量硬膜下血肿；左侧顶叶小出血灶；广泛蛛网膜下腔出血；右侧基底节区—放射冠及左侧放射冠脑梗死；左侧后顶枕部头皮挫伤；左侧蝶窦炎。胸片检查结果示考虑双下肺炎症。为进一步治疗由急诊科拟"颅脑外伤"收入院。入院时症见意识障碍，头痛头晕，无恶心呕吐，无恶寒发热，无汗，二便调。患者浅昏迷，气管切开接鼻导管吸氧，痰明显减少，为白色稀痰，无呕吐，低热，无肢体抽搐，胃管喂食，大便尚可，小便尿管引流。

查体：浅昏迷状，GCS评分10分，头部骨窗轻度塌陷，双侧瞳孔等大等圆，直径3mm，对光反射灵敏。双肺呼吸音粗，未闻及明显干湿啰音。四肢肌力未测，肌张力减弱。生理反射存在，病理反射未引出。患者吞咽功能良好，已拔除气管套管。

体格检查：深昏迷，不能言语；反应力、定向力、记忆力、理解力、判断力不能配合检查；颈强直（＋），脑膜刺激征（＋）；双侧瞳孔等大等圆，直径2.5mm，直接、间接对光反射消失，双眼球固定，角膜反射消失。左侧鼻唇沟变浅，口角右歪。双侧肢体肌力0级、肌张力亢进。双侧腹壁反射（－）。双侧肱二头肌腱反射、肱三头肌腱反射、桡骨膜反射、尺骨膜反射、膝反射、跟腱反射（－）。双髌上反射、双髌阵挛、双踝阵挛未引出；双侧巴宾斯基征阳性。舌淡红，苔白腻，脉滑。术后复查CT示梗阻性脑积水较前明显，余同前片相仿；右肺中间段支气管、中叶及下叶支气管较多痰液堵塞，双肺感染；右侧胸腔少量积液；胸主动脉粥样硬化，冠状动脉PCI术后改变。

西医诊断：特重型颅脑损伤术后；肺部感染；冠状动脉PCI术后。

中医诊断：头部内伤；缺血中风。

证候诊断：肝肾亏虚，气血不足，风痰瘀血痹阻脉络证。

治法：补肝肾，益气血，化痰醒脑。

处方：黄芪30g，党参20g，竹茹15g，天麻10g，浙贝母20g，丹参20g，芡实20g，石菖蒲15g，山茱萸15g，茯苓15g，苍术15g，女贞子15g。

上方加清水500mL，煎30分钟，取汁200mL，温服，日1剂。调饮食，慎起居，忌生冷。

10月18日二诊：患者意识障碍较前有好转，痰明显减少，无呕吐，无发热，无肢体抽搐，经口喂食好转，大便良好。查体见患者处于浅昏迷状，GCS评分12分，头部骨窗轻度塌陷，双侧瞳孔等大等圆，直径3mm，对光反射灵敏。双肺呼吸音粗，未闻及明显干湿啰音。四肢肌力未测，肌张力减弱。生理反射存在，病理反射未引出。舌淡红，苔白腻，脉滑。

证候诊断：气阴两虚兼瘀痰证。

治法：补肝肾，益气血，化痰醒脑。

处方：黄芪30g，党参20g，竹茹15g，天麻10g，浙贝母20g，丹参20g，芡实20g，石菖蒲15g，山茱萸15g，茯苓15g，苍术15g，女贞子15g。

上方加清水500mL，煎30分钟，取汁200mL，温服，日1剂。调饮食，忌生冷。

10月21日三诊：患者意识障碍较前进一步好转，无咳嗽咳痰，无呕吐，无发热，无肢体抽搐，已拔除胃管，经口喂食良好，大便正常。查体见浅昏迷状，GCS评分12分，头部骨窗轻度塌陷，双侧瞳孔等大等圆，直径3mm，对光反射灵敏。双肺呼吸音粗，未闻及明显干湿啰音。四肢肌力未测，肌张力减弱。生理反射存在，病理反射未引出。舌淡红，苔白腻，脉滑。

证候诊断：气阴两虚兼瘀痰证。

治法：补肝肾，益气血，醒脑。

处方：

（1）黄芪30g，党参20g，竹茹15g，天麻10g，枸杞子120g，丹参20g，川芎10g，石菖蒲15g，山茱萸15g，茯苓15g，苍术15g，女贞子15g。

上方加清水500mL，煎30分钟，取汁200mL，温服，日1剂。调饮食，避风寒，忌生冷。

（2）加入醒脑开窍针法以促醒。

主穴：人中、百会、内关、三阴交、涌泉、足三里、委中。

配穴：手指握固者加合谷、八邪；肘不能伸加曲池。

按语：本病的病因明确，为头部遭受直接暴力所致，伤后即进入昏迷状态，经积极手术治疗，患者现仍处于浅昏迷，气管切开接鼻导管吸氧，痰明显减少，为白色稀痰；惊恐伤肾，久则肾精不足，脑海空虚，肾精不足，水不涵木。加之病程日久，心脾不足，气血两虚，脑失所养，而脾虚运化失常，水湿不运，痰湿内生，痰浊上蒙清窍。因此重创后患者意识障碍难以短时间清醒，目前治疗宜补肝肾、益气血、化痰醒脑。方中黄芪、党参、山茱萸、茯苓、女贞子、芡实补肝肾，益气血；竹茹、浙贝母化痰；天麻、石菖蒲开窍醒脑；脑外伤后瘀血不散，血瘀阻络是本病的继发因素，经络不通，予丹参活血祛瘀通络。针灸取穴中，人中为督脉和手足阳明经的交会穴。百会是督脉与手三阳经、足三阳经、足厥阴肝经的交会之处。二穴是临床常用急救穴,补之,醒脑开窍,振奋阳气;泻之,可通阳泄热,醒脑开窍。内关是手厥阴心包经的络穴,有养心安神、疏通气血之效,现代研究证实针刺内关可保护心脏功能,使心肌供氧增加,耗氧降低,泵血功能加强,增加脑灌注量,改善脑循环。三阴交系足厥阴肝经、足太阴脾经、足少阴肾经三经交会穴,有补肾滋阴、生髓益脑的功能。涌泉为足少阴肾经之穴,有调阴潜阳、除烦开窍之效。委中、合谷、足三里均为阳经穴,经气旺盛,调节气血效果强,三穴合用可醒脑开窍、调和阴阳气血、通经络、扶正祛邪,改善元神之府大脑的功能。诸穴合用,有醒神、通络滋阴之功效。

## 案七

刘某,女,22岁。

主诉:开颅术后发热、失语约1周。

现病史:患者于1周前因外伤致意识障碍,头痛,头晕,呕吐胃内容物多次,无四肢抽搐、腹痛、二便失禁等症,被送往当地医院就诊。CT检查结果示左侧顶部硬膜外血肿(出血量约55mL),急诊科医生行开颅探查血肿清除术,术后3天出现发热、失语,转来我院就诊。入院时症见患者神志清,发热,失语,头痛,头晕,恶心呕吐,无汗,二便调。舌红,苔薄白腻,脉滑数。

体格检查:神志清,双肺呼吸音粗,未闻及明显干湿啰音。四肢肌力未测,肌张力减弱。生理反射存在,病理反射未引出。患者吞咽功能良好,已拔除气管套管。神志清楚,检查合作,对答不切题,时间、地点、人物定向力完整,理解力、记忆力、计算力下降,言语不流利。颈无抵抗,脑膜刺激征(-);双侧瞳孔等大等圆,直径2.5mm,直接、间接对光反射及调节反射灵敏,床旁手试法粗测视野无缺损。双眼球各方向运动灵活充分,辐辏反射灵敏,无眼震及复视。双侧面部痛触觉对称正常,双颞、咬肌有力对称,张口下颌不偏。双侧额纹对称,闭目、鼓腮有力对称。听力粗测正常。悬雍垂居中,双软腭上抬有力对称,咽反射正常。抬头正常,双侧转头耸肩有力对称,胸锁乳突肌无萎缩。伸舌偏左,未见舌肌萎缩及肌束颤动。双侧肢体痛触觉对称正常；双侧肢体肌力、肌张力正常，未见肌肉萎缩及肌束颤动。双侧腹壁反射对称正常。双侧肱二头肌腱反射、肱三头肌腱反射、桡骨膜反射、尺骨膜反射、膝反射、跟腱反射（++）。双髌上反射、双髌阵挛、双踝阵挛未引出。

西医诊断：颅脑损伤开颅术后；颅内感染？

中医诊断：头部内伤（痰热郁结，瘀血痹阻证）。

治法：清热化痰，祛瘀止痛。

处方：

（1）天麻15g，钩藤15g，石菖蒲15g，毛冬青20g，赤芍15g，益母草15g，虎杖15g，牡丹皮15g，山楂10g，土鳖虫10g，黄芩15g，甘草10g。

上方加清水500mL，煎30分钟，取汁200mL，温服，日1剂。

（2）中成药：西黄丸4片，一日3次。

按语：本案患者因头部遭受直接暴力所致，脑外伤后瘀血不散，血瘀阻络，急诊科医生开颅清除血肿，血肿清除后患者发热，头痛仍剧，并出现语言不利，目前以发热、失语、头痛、头晕、恶心、呕吐为主要表现，舌红，脉滑数，为痰热表现。本案辨证为痰热郁结、瘀血痹阻之证，治宜清热化痰、祛瘀止痛。方中钩藤、虎杖、黄芩、牡丹皮、赤芍清热化痰；土鳖虫、毛冬青祛瘀通络；天麻、石菖蒲开窍醒脑；山楂健脾消食。服中成药西黄丸以清热止痛。

# 第二节 眩 晕

案一

梁某，女，21岁。因"反复头晕目眩1周"来诊。

1周前，患者突发头晕眼花，视物旋转，喜暗恶明，闭目及平卧可缓解，睁眼及起坐则加重，站立则眩晕欲倒，自觉有气上冲心胸，作时心悸，小便不利，纳呆，面色苍暗不华，舌淡红，苔白润，脉沉细弦。此乃脾虚水停、水气上冲之眩晕，予茯苓桂枝白术甘草汤。

处方：茯苓15g，桂枝10g，甘草5g，白术10g。

按语：本案患者以头晕目眩为突出表现，其特征为闭目平卧稍缓、改变体位、起坐加剧，站立则眩晕欲倒，加之自觉有气上冲心胸及纳呆等，与《伤寒论》中"气上冲胸，起则头眩"相符。脾虚而水饮内生，土不制水，则水气上冲，则见气上冲心胸、心悸；阳虚不能升清于上，清窍反被上冲之水气所蒙，故见眩晕；平卧则清气尚充上窍，故头晕稍减；起坐或站立时清气虚而失充，水气充塞，故眩晕加剧；脾虚失运则纳呆；气血化源不足，久而机体失养，可见面色苍暗不华；水湿不化则小便不利。治宜温阳健脾，利水降冲。

## 案二

素某，女，50岁。因"头晕、乏力4年，昼日烦躁20天"就诊。

4年来患者血压一直偏低，伴头晕，周身乏力，心悸，心前区有压迫感，曾服西药治疗无效。20天前，因劳累过度，又出现烦躁，其特点为昼日烦躁甚，坐卧不宁，入夜烦躁大减，反可入眠。有轻度恶心，口淡不渴，稍有畏寒。检查见患者手足发凉，苔白滑，脉微缓。

中医诊断：眩晕（少阴阳气暴衰证）。

治法：急救回阳。

处方：干姜附子汤。

按语：患者罹患低血压4年，从其以往表现来看，原属心脾两虚证，脾气虚无充养，则周身乏力，清气不升，则见头晕。心脾气血双亏，心神失养，则见心悸。气虚推血无力，胸中大气不转，则出现心前区有压迫感。患者近因劳累，病情突转，"劳则气耗"，阳气者烦劳则张，气虚过度，变为阳衰，使病传少阴，出现烦躁，察其特征，与《伤寒论》中"下之后，复发汗，昼日烦躁不得眠，夜而安静"符合，乃肾阳衰阴盛之象。白昼自然界阳气旺盛，体内虚阳得自然界阳气相助，与阴寒之邪相争，则烦躁不宁；入夜则自然界阳气衰退，虚阳无助，无力与邪相争，反而安静。阳虚失温，则四肢逆冷、恶寒；阴寒内盛，则见苔白滑；浊阴上逆，则见恶心等症，俱与《伤寒论》中条文相符。

# 第三节　中　风

## 案一

钟某，女，79岁。因"突发头晕、左侧肢体乏力伴语言不利1周"就诊。

患者于1周前突发头晕、左侧肢体乏力伴语言不利，无口吐白沫，不能行走、持物，恶心呕吐，无口眼歪斜，无肢体抽搐，无二便失禁。于当地医院就诊，CT检查结果示考虑脑桥梗死。患者家属诉已在当地医院治疗1周，病情未见好转，今天要求转院治疗，到我院时血压180/90mmHg。现症见头晕，左侧肢体乏力，语言不利，双侧面部痛触觉不对称，右侧稍麻木，双颞、咬肌乏力，张口下颌左偏，右侧角膜反射稍迟钝，右侧额纹浅，闭目尚可，右侧鼻唇沟变浅，口角左歪，伸舌左偏，双侧肢体痛触觉左侧稍减退，双侧肢体音叉振动觉、关节位置觉、运动觉左侧稍减退，左侧肢体上肢肌力4级，肌张力降低，右侧肢体肌力、肌张力正常，未见肌肉萎缩及肌束颤动。舌暗，苔干黄燥，脉结代。颅脑MRI检查示右侧脑桥梗死，大脑皮质变性。既往有高血压病史，血压最高为190/100mmHg，否认糖尿病、冠心病病史。

西医诊断：右侧脑桥梗死。

中医诊断：中风中经络（气滞血瘀，风痰阻络证）。

治法：益气活血，涤痰醒脑。

处方：黄芪45g，党参20g，白术20g，法半夏15g，姜黄15g，川芎20g，天麻15g，当归20g，地黄15g，七叶莲15g，白芷15g，合欢皮20g。

按语：本案患者入院以头晕、左侧肢体乏力伴语言不利为主症，既往有高血压病史，血压最高190/100mmHg，高血压多为肝阳暴亢或风阳上扰所致，但本案患者经住院治疗，血压得到控制，目前症状以头晕、左侧肢体乏力伴语言不利、舌暗、苔干黄燥、脉结代为主，为气滞血瘀、风痰阻络证，治宜益气活血、涤痰醒脑。

## 案二

何某，男，65岁。因"嗜睡、右侧肢体偏瘫、语言不利2天"就诊。

患者2天前突发右侧肢体偏瘫伴语言不利，不能行走，不能持物，反应迟钝，饮水呛咳，头痛，发热，咳嗽，喉中有痰，口气臭，时有气促，口眼歪斜，故来我院治疗。刻下症见语言含糊，咳嗽，咳痰黄黏，右侧肢体偏瘫，口眼歪斜，无口吐白沫，无恶心呕吐，无肢体抽搐，无二便失禁。患者嗜睡，检查不合作，不能对答，颈抵抗，脑膜刺激征（+），双侧额纹对称，右侧鼻唇沟变浅，口角右歪，右侧肢体上肢肌力0级，左侧肢体肌力5级，未见肌肉萎缩及肌束颤动。舌淡暗，苔厚白，脉弦细。CT检查示左侧基底节脑出血破入脑室系统。

西医诊断：左侧基底节脑出血破入脑室系统、糖尿病。

中医诊断：中风中脏腑（痰瘀阻窍证）。

治法：清热平肝，破瘀涤痰，通腑醒神。

处方：天麻15g，钩藤15g，毛冬青30g，鱼腥草30g，九节茶20g，赤芍15g，牡丹皮20g，益母草20g，竹茹15g，瓜蒌皮15g，虎杖20g，石菖蒲15g。

按语：本案患者头痛，右侧肢体偏瘫，痰多，气促，嗜睡，发热，此为风阳上越，血溢脑窍，脉络痹阻，清窍受扰，加之痰瘀郁积化热，浊毒内生而发热、嗜睡，故治疗原则为清热平肝、破瘀涤痰、通腑醒神。方中九节茶解毒活血化瘀，消肿止痛；毛冬青活血化瘀，清除血管炎；竹茹、瓜蒌皮化痰。

## 案三

黄某，男，54岁。因"左侧肢体乏力1周，加重伴发热1天"就诊。

患者1年前无明显诱因突发左侧肢体乏力，渐进性加重并逐渐出现下肢僵硬，步行艰难，语言不利，右上肢肌肉萎缩明显。患者曾到多个医院住院治疗，效果不明显，遂来我院就诊。刻下症见左侧肢体乏力，言语含糊不清，咳嗽，咳痰，口干，心慌，怕冷，胸闷，大便硬，躁动不安，检查欠合作，对答切题，时间、地点、人物定向力完整，理解力、记忆力、计算力明显下降，易惊恐，言语不利，双侧瞳孔对光反射迟钝，两侧鼻唇沟对称，颈抵抗，右侧肢体肌力3级，肌张力增高，腹壁反射减弱。头颅CT检查示脑梗死。舌光无苔，脉弦。

西医诊断：脑梗死。

中医诊断：中风（气阴不足证）。

治法：益气养阴。

处方：黄芪45g，太子参20g，九节茶20g，沙参20g，女贞子15g，山茱萸15g，生地黄20g，丹参20g，墨旱莲15g，糯稻根15g，鸡内金15g，甘草10g。

按语：本案患者口干，大便硬，舌光无苔，为一派气阴两虚的表现，治以益气养阴通脉之剂。方中糯稻根养阴，沙参、黄芪、太子参、女贞子、山茱萸、生地黄、墨旱莲益气养阴，丹参、九节茶活血通脉，鸡内金消食健脾，使补而不腻。

## 案四

刘某，男，75岁。因"反应迟钝、语言不清16年，右侧肢体乏力半天"就诊。

患者16年前突发右侧肢体乏力，不能行走，反应迟钝，语言不清，到医院治疗，好转出院，遗留语言不清，后逐渐出现反应迟钝、行动迟缓，相关检查提示急性脑梗死、血管性痴呆。患者来我院就诊前一天下午出现右侧肢体乏力，数小时后不能行走，复查CT示左侧丘脑出血破入脑室，多发脑梗死。现症见右侧肢体乏力，反应迟钝，语言不清，行动迟缓，口干，咳嗽，咳痰，胸闷，二便失禁，神志清楚，检查欠合作，对答切题，时间、地点、人物定向力完整，理解力、记忆力、计算力明显下降，易惊恐，言语不利。双侧面部痛触觉对称正常，双颞、咬肌有力对称，张口下颌不偏，左侧角膜反射稍迟钝，双侧额纹对称，闭目、鼓腮有力对称。伸舌右偏，未见舌肌萎缩及肌束颤动。舌暗红，苔微黄腻，脉弦滑，舌底脉络迂曲。头颅CT检查示左侧丘脑出血破入脑室、多发脑梗死。

西医诊断：左侧丘脑出血破入脑室、多发脑梗死。

中医诊断：中风（肝阳化风，夹痰上扰证）。

治法：平肝潜阳，息风化痰。

处方：羚羊角30g（先煎），钩藤15g，夏枯草20g，地龙10g，女贞子15g，山茱萸15g，桃仁15g，益母草30g，牛膝15g，葛根30g，竹茹15g，毛冬青30g。加清水800mL，羚羊角先煎30分钟，再加上方余药煎30分钟，取汁200mL，温服，日1剂。调饮食，忌生冷。

按语：本案患者以右侧肢体乏力、反应迟钝、语言不清、行动迟缓为主症，病位在脑，患者已中风多年，现再次中风，西医学诊断为丘脑出血。而中风之发病，其关键在于气血阴阳失调，痰瘀为患，痰瘀同治应贯穿始终。气血阴阳失调是本，痰瘀阻滞脑络为标，均是其主要病理基础，目前肝阳化风、夹痰上扰是急性期的主要矛盾。方中羚羊角、钩藤清热平肝潜阳，涤痰醒脑；竹茹、桃仁、夏枯草宣肺，清化热痰；地龙通络搜痰；葛根、女贞子、山茱萸养阴生津；牛膝、益母草活血化瘀。诸药合用，共奏平肝潜阳、息风化痰、清热宣肺、涤痰醒脑之功。

## 案五

王某，女，69岁。因"记忆力下降、步行不稳3周"就诊。

家属发现该患者于3周前出现记忆力下降，步行不稳，反应迟钝，不能行走、持物，头晕，头痛，无恶心呕吐、口眼歪斜、肢体抽搐、二便失禁。于外院行MRI检查示双侧顶叶及右侧枕叶急性缺血性改变、双侧侧脑室周围脱髓鞘改变，大脑主要动脉未见异常。外院诊断为脑梗死，要求患者住院治疗，9天前家属发现患者记忆力下降进一步加重，反应迟钝、惊恐不安加重，与外界交流明显障碍，语言错乱明显，外院予营养神经、改善脑循环、降脂、抗聚等处理病情无明显改善，遂来我院就诊。刻下症见精神疲倦，智能低下，反应迟钝，惊恐不安，与外界交流明显障碍，语言错乱，步行不稳，口干口苦，纳差，夜尿频，无口吐白沫、恶心呕吐、口眼歪斜、肢体抽搐、二便失禁。体格检查示神志清楚，检查欠合作，对答切题，时间、地点、人物定向力完整，理解力、记忆力、计算力明显下降，易惊恐，言语不利。双侧额纹对称，闭目、鼓腮有力对称，听力粗测正常。伸舌左偏，未见舌肌萎缩及肌束颤动。双侧肢体痛触觉对称正常。舌淡暗，苔白腻，脉弦滑。MRI检查结果示双侧顶叶及右侧枕叶急性缺血性改变、双侧侧脑室周围脱髓鞘改变，大脑主要动脉未见异常。

西医诊断：脑梗死恢复期。

中医诊断：中风中经络（肝肾亏虚，风痰瘀血痹阻脉络证）。

治法：补益气血、肝肾，化痰通络。

处方：黄芪45g，党参20g，白术15g，法半夏15g，女贞子15g，川芎20g，天麻15g，当归10g，熟地黄20g，益智仁15g，石菖蒲15g，丹参20g。水煎温服，日1剂。

嘱患者调饮食，忌生冷。

按语：本案患者中风后以"精神疲倦，智能低下，反应迟钝，惊恐不安，与外界交流明显障碍，语言错乱，步行不稳，口干口苦，纳差，夜尿频"入院，中医诊断为中风中经络，病处恢复期，目前除对症治疗外并无其他特殊方法，中医仍当辨证施治。今日查房时患者表现为智能低下，反应迟钝，惊恐不安，语言错乱，属气虚血瘀、风痰阻络、肝肾不足证，脑与肾相通，气血相连，宜益气活血，佐以补益肝肾、通窍醒脑。方中黄芪、党参、白术益气，丹参、川芎活血，法半夏化痰，女贞子、熟地黄补益肝肾，益智仁、石菖蒲、天麻通窍、益智、醒脑。

## 案六

徐某，女，54岁。因"头痛后突然昏迷2小时"就诊。

患者2小时前因突发头痛后突然昏迷，到当地医院就诊，CT检查示蛛网膜下腔、右侧基底节区出血，入院后行前交通动脉瘤夹闭术，术后患者清醒，术后第5天患者出现昏迷、双侧瞳孔散大、对光反应消失。脑CT检查示右侧大脑半球大面积脑梗死，脑疝形成，急诊科行右侧大脑半球去骨瓣减压术，术后患者意识无改变，大便不通，发热。刻下症见昏迷，发热，喉中有痰，无恶寒，小便赤少，大便稍干。体格检查示昏迷，检查不合作，不能对答，时间、地点、人物定向力、理解力、记忆力、计算力检查无法配合。颈抵抗，脑膜刺激征（+），双眼球向右侧凝视麻痹，双侧瞳孔等圆等大，直径4.0mm，对光反射消失，双角膜反射消失。舌红，苔黄，脉弦滑。术后CT检查示右侧大脑半球大面积脑梗死。

西医诊断：蛛网膜下腔出血、右侧大脑前交通动脉瘤、右侧大脑半球大面积脑梗死。

中医诊断：出血中风、缺血中风（痰热上扰，瘀阻脑窍证）。

治法：清热平肝，破瘀涤痰，开窍醒脑。

处方：羚羊角20g（先煎），钩藤15g，虎杖20g，天竺黄15g，黄芩15g，益母草20g，石菖蒲10g，郁金15g，薏苡仁30g，牛膝15g，毛冬青20g，九节茶20g。加清水800mL，羚羊角先煎30分钟，再纳入上方余药煎30分钟，取汁200mL，温服，日1剂。

嘱患者调饮食，忌生冷。

注射剂：醒脑静针或清开灵针。

按语：本案患者病位在脑，起病为肝阳上亢，血菀于上，导致突然昏迷，现经积极救治，仍处于昏迷状态，目前病邪为痰热，痰热上扰清窍，清窍闭阻，导致患者仍神志不清。舌红，苔黄，脉弦数均为痰热上扰之象，予清热化痰、开窍醒脑之剂后即脉静身凉，是为有效。另加醒脑静针、清开灵针以清热化痰、醒神开窍。

## 案七

某男，89岁。因"双足软弱无力1周"就诊。

患者有多次脑梗死病史，近期发现患者言语障碍，语言不清，反应迟钝，双足软弱无力，不能行走，长期便秘，小便失禁，因有数次入ICU经历，现求中医治疗。检查见患者闭目假寐，精神倦怠，依靠轮椅活动，血压偏低。头颅CT提示多发性脑梗死、脑萎缩，心电图提示陈旧性心肌梗死，X线提示慢性阻塞性肺疾病。患者现主要问题是排便困难，自觉粪便到肛门口但无力排出，每次要用2～3个开塞露，脉浮大无力，间有结代，舌紫暗，苔黄腻而厚。辨证属阴阳两虚，命门火衰，痰瘀阻络，按照中医"肾司二便"的理论，拟地黄饮子，加枳实、槟榔，消补兼施。

二诊：患者服药后，现能主动与医生交流，家属反映其精神状态明显改善，间断自行排便，目前仍在长期观察中。

按语：脑为髓之海，髓为精所生，肾藏精，为作强之官，伎巧出焉。肾虚精亏，髓海失充，而出现言语障碍、语言不清、反应迟钝、双足软弱无力、不能行走、长期便秘、小便失禁等症。其病变虽在脑，但反复发病，其根源在肾。故其治疗，当以补肾为主，治宜阴阳并调。地黄饮子为肾虚阴阳两补之方，方中熟地黄、山茱萸、巴戟天、肉苁蓉补肾，附子、肉桂温养元阳，五味子、石斛、麦冬滋阴敛液，石菖蒲、远志、茯苓化痰醒脑。随症加减，肝肾同补，阴阳两调，能生精补髓充脑。地黄饮子本属温下剂的代表，主治里寒积滞内结、阳气不运而致便秘腹痛、胁下偏痛、发热、手足不温者。根据"寒者热之""结者散之""留者攻之"的原则，治宜温通并用。辛热之附子以温中散寒，止腹胁疼痛，为君药；寒实内结，固然需要温里药以祛其寒，同时予枳实、槟榔去其结，共奏温下之功。

## 案八

凌某，男，72岁。因"突发语言不利3天"就诊。

3天前患者睡醒后突发语言不利，伴口角流涎，当时患者神志清，无明显头晕头痛，无恶心呕吐，无肢体乏力，未做处理，次日早晨家人发现其语言不利伴口角流涎，右侧肢体乏力，不能行走，反应迟钝，语言不清，到医院治疗。刻下症见患者神志清，精神一般，面红，语言不清，口眼左歪，无头晕头痛，无半身不遂，胃纳可，口干苦，大便干，小便调。检查欠合作，对答切题，时间、地点、人物定向力完整，理解力、记忆力、计算力稍下降，言语不利。双眼对光反射及调节反射灵敏，左侧角膜反射稍迟钝。左双侧额纹变浅，闭目、鼓腮不对称，伸舌偏左，未见舌肌萎缩及肌束颤动。舌暗淡，苔黄腻，脉弦。

西医诊断：脑梗死。

中医诊断：中风——中经络（气虚痰瘀阻络证）。

治法：益气活血，清热化痰。

处方：黄芪45g，太子参20g，秦艽15g，杜仲15g，竹茹15g，赤芍20g，天麻15g，牛膝15g，毛冬青30g，桃仁15g，夏枯草20g，瓜蒌仁15g。

以上药物加清水500mL，煎30分钟，取汁200mL，温服，日1剂。调饮食，忌生冷。

按语：本案患者以突发语言不利为主症，患者平静起病，为较典型脑梗死临床表现，中医诊断为中风（中经络），病位在脑。而中风之发病，其关键在于气血阴阳失调，痰瘀为患，中风痰瘀同治贯穿始终。气血阴阳失调是本，痰瘀阻滞脑脉为标，均是其病理基础，目前患者属气虚痰瘀阻络之证，治疗当益气活血，清热化痰。

## 案九

郑某，女，44岁。因"突发头晕、左侧肢体乏力伴语言不利1周"就诊。

患者于1周前在安静时突发头晕、左侧肢体乏力伴语言不利，不能行走、持物，恶心呕吐，无口眼歪斜，无肢体抽搐，无二便失禁，送往当地医院治疗，到医院时血压180/90mmHg。刻下症见患者头晕，左侧肢体乏力，语言不利，无口吐白沫、恶心呕吐、口眼歪斜、肢体抽搐、二便失禁。既往有高血压病史，血压最高190/100mmHg，否认糖尿病、冠心病病史。神志清楚，检查合作，对答合理，双侧鼻唇沟对称，露齿口角无歪斜，鼓腮无漏气，构音清，饮水无呛咳。颈无抵抗，脑膜刺激征（-）。左侧肢体上肢肌力4级，肌张力稍增高，左侧腱反射减弱，右侧肢体肌力、肌张力正常，未见肌肉萎缩及肌束颤动。双侧腹壁反射对称正常。左上肢浅感觉减退，右侧肢体痛觉存在，深感觉未见异常。舌暗，苔干黄燥，脉结代。颅脑MRI检查结果示双侧小脑、右侧大脑脚、右侧丘脑、右侧脑桥梗死。

西医诊断：脑梗死。

中医诊断：中风——中经络（气血不足，虚风内动，痰瘀阻络证）。

治法：益气活血，涤痰醒脑。

处方：黄芪45g，党参20g，白术20g，法半夏15g，姜黄15g，川芎20g，天麻15g，当归20g，地黄15g，七叶莲15g，白芷15g，合欢皮20g。

上方加清水500mL，煎30分钟，取汁200mL，温服，日1剂。嘱患者调饮食，慎起居，忌生冷。

按语：本案患者以头晕、左侧肢体乏力伴语言不利为主症，既往有高血压病史。本案头晕，左侧肢体乏力伴语言不利，舌暗，苔干黄燥，脉结代，辨为气血不足、虚风内动、痰瘀阻络证，治宜益气活血，涤痰醒脑。

## 案十

周某，男，63岁。因"左侧肢体乏力1年，加重伴发热3天"就诊。

患者1年前无明显诱因出现左侧肢体乏力，渐进性加重，并逐渐出现下肢僵硬、步行艰难、语言不利，曾到多个医院住院治疗，效果不明显。患者现右上肢指间肌肉萎缩明显，来我院就诊，收住院。刻下症见左侧肢体乏力，言语含糊不清，咳嗽，咳痰，口干，心慌，怕冷，胸闷，大便硬，躁动不安，双侧瞳孔等大等圆，直径3mm，对光反射迟钝，两侧鼻唇沟对称，颈抵抗，右侧肢体肌力3级，肌张力增高，腹壁反射减弱，肱二头肌反射（++），肱三头肌反射（++），膝跟腱反射（++），舌光，无苔，脉弦。头颅CT及MRI检查结果示双侧基底节区、放射冠区多发脑梗死。

西医诊断：脑梗死。

中医诊断：中风——中经络（气阴不足证）。

治法：益气养阴。

处方：黄芪45g，太子参20g，沙参20，九节茶20g，女贞子15g，山茱萸15g，生地黄20g，丹参20g，墨旱莲15g，糯稻根15g，鸡内金15g，甘草10g。

按语：本案患者目前脑梗死基本解决，继续治疗，现主要症状为口干、大便硬、舌苔无苔，一派气阴两虚表现，治宜益气通脉之剂。方中糯稻根养阴；沙参、黄芪、太子参、女贞子、山茱萸、生地黄、墨旱莲益气养阴；丹参活血通脉，补而不腻。

## 案十一

刘某，女，50岁。

主诉：反复头晕头痛2年。

现病史：患者2年前出现头晕，无步行不稳，无肢体偏瘫，无呕吐，自服波立维、复方丹参滴丸等药物后症状不缓解，今日凌晨2点突发左侧肢体乏力，仍头晕，无头痛、恶心呕吐、意识障碍、语言不利，由家属送医院就诊，头颅MRI结果示多发腔隙性脑梗死。刻下症见患者神清，精神疲倦，言语清，头晕，头痛，全身乏力，无发热、恶心呕吐、肢体抽搐等，纳眠可，小便正常，大便偏烂。舌淡红，苔薄白，脉细。

体格检查：神志清楚，检查合作，对答切题，时间、地点、人物定向力完整，理解力、记忆力、计算力稍下降，言语流利。双眼视力未查，床旁手试法粗测视野无缺损。双眼球各方向运动灵活充分，辐辏反射灵敏，无眼震及复视。双侧瞳孔等大等圆，直径2.5mm，对光反射及调节反射灵敏。双侧面部痛触觉对称正常，双颞、咬肌有力对称，张口下颌不偏，左侧角膜反射稍迟钝。双侧额纹对称，闭目、鼓腮有力对称，左侧鼻唇沟变浅，口角右歪。听力粗测正常。悬雍垂居中，双软腭上抬有力对称，咽反射正常。抬头正常，双侧转头耸肩有力对称，胸锁乳突肌无萎缩。伸舌左偏，未见舌肌萎缩及肌束颤动。双侧肢体痛触觉对称正常，双侧肢体音叉振动觉、关节位置觉、运动觉对称正常。左侧肢体上肢肌力4级，肌张力减弱，右侧肢体肌力、肌张力正常，未见肌肉萎缩及肌束颤动。双侧腹壁反射对称正常。双侧肱二头肌腱反射、肱三头肌腱反射、桡骨膜反射、尺骨膜反射、膝反射、跟腱反射（++）。双髌上反射、双髌阵挛、双踝阵挛未引出。双侧霍夫曼征（-），双侧罗索利莫征、双侧巴宾斯基征、查多克征（+）。吸吮反射、双侧掌颏反射（-）。

西医诊断：脑梗死。

中医诊断：中风（气血两虚，痰瘀互结证）。

治法：益气活血，化痰通脉。

处方：党参45g，黄芪45g，川芎15g，郁金10g，王不留行10g，牛膝15g，山茱萸20g，天麻20g，丹参20g，制首乌30g，合欢皮15g，桑寄生30g。

按语：本案患者以头晕、头痛为主症收入院，头颅MRI结果示多发腔隙性脑梗死，患者整体精神疲惫，舌淡红，苔薄白，脉细，为气血两虚表现。而中风之发病，其关键在于气血失调，痰瘀为患，中风病痰瘀同治贯穿始终。痰瘀阻滞脑脉是其主要病理基础，痰瘀交结是主要矛盾。治宜益气活血，化痰通脉。方中党参、黄芪益气；王不留行、牛膝、丹参，活血通脉；郁金、合欢皮解郁。

## 案十二

张某，男，73岁。因"嗜睡、右侧肢体乏力、语言不利2天"就诊。

患者2天前突发右侧肢体乏力伴语言不利，不能行走，不能持物，反应迟钝，饮水呛咳，头痛，发热，咳嗽，喉中有痰，口气臭，时有气促，无恶心呕吐，无口眼歪斜，无肢体抽搐，无二便失禁，遂来我院就诊。刻下症见患者语言含糊，咳嗽，咳痰黄黏，右侧肢体乏力，无口吐白沫，无恶心呕吐，无口眼歪斜，无肢体抽搐，无二便失禁。

体格检查：嗜睡，可唤醒，检查不合作，反应迟钝，对答不切题。双侧瞳孔等大等圆，直径2.5mm，对光反射及调节反射灵敏。双侧额纹对称，右侧鼻唇沟变浅，口角右歪。右侧肢体上肢0级，肌张力减弱，左侧肢体肌力5级、肌张力正常，未见肌肉萎缩及肌束颤动。双侧腹壁反射对称正常。右侧肱二头肌腱反射、肱三头肌腱反射、桡骨膜反射、尺骨膜反射、膝反射、跟腱反射（++）。舌淡暗，苔白厚，脉弦细。CT检查结果示左侧基底节脑出血破入脑室系统，出血量25.5mL。

中医诊断：中风中脏腑（痰瘀阻窍证）。

治法：清热平肝，破瘀涤痰。

处方：天麻15g，钩藤15g，毛冬青30g，鱼腥草30g，九节茶20g，赤芍15g，牡丹皮20g，益母草20g，竹茹15g，瓜蒌皮15g，虎杖20g，石菖蒲15g。

按语：本案患者以嗜睡、右侧肢体乏力、语言不利为主症，中医属"中风"范畴，证型为痰瘀阻窍。患者虽无热象，但有炎症存在，宜清热平肝、破瘀涤痰。舌淡暗，苔白厚，脉弦细，为痰瘀之象。方中九节茶有清热消炎之效，对出血后血管炎有良好效果；毛冬青活血化瘀；竹茹、瓜蒌皮化痰。

## 案十三

李某，男，68岁。因"突发头晕、左侧肢体乏力伴语言不利1天"就诊。

患者于1天前在安静中突发头晕、站立不稳，左侧肢体乏力伴语言不利，无口吐白沫，无抽搐，不能行走，无法持物，反复恶心呕吐，无口眼歪斜，无二便失禁，送院治疗，到医院时血压190/100mmHg。刻下症见头晕，左侧肢体乏力，语言不利，吞咽障碍，呛咳，无口吐白沫，无恶心呕吐，无口眼歪斜，无肢体抽搐，无二便失禁。既往有高血压病史，血压160～190/90～100mmHg，否认糖尿病、冠心病病史。

体格检查：神志清楚，检查合作，对答尚切题，时间、地点、人物定向力完整，理解力、记忆力、计算力下降，语言不利。颈无抵抗，脑膜刺激征（－）。双眼视力未查，床旁手试法粗测视野无缺损。双眼球各方向运动灵活充分，辐辏反射灵敏，无眼震及复视。双侧瞳孔等大等圆，直径2.5mm，对光反射灵敏。双侧面部痛触觉对称正常，双颞、咬肌有力对称，张口下颌不偏，左侧角膜反射稍迟钝。双侧额纹对称，闭目、鼓腮有力对称，左侧鼻唇沟变浅，口角右歪。舌暗，苔干黄燥，脉结代。MRI检查结果示左侧脑桥梗死。

西医诊断：左侧脑桥梗死。

中医诊断：中风——中经络（气滞血瘀，风痰阻络证）。

治法：益气活血，涤痰醒脑。

处方：黄芪45g，太子参15g，丹参20g，桃仁15g，红花10g，益母草15g，天麻15g，毛冬青30g，虎杖15g，远志15g，瓜蒌皮15g，郁金20g。

上方加清水500mL，煎30分钟，取汁200mL，温服，日1剂。

调饮食，慎起居，忌生冷。

按语：本案患者入院以头晕、左侧肢体乏力伴语言不利为主症，既往有高血压病史，高血压多为肝阳暴亢或风阳上扰所致，但本案患者经住院治疗后，血压得到控制。目前以头晕、左侧肢体乏力伴语言不利，舌暗，苔干黄燥，脉结带，辨为气滞血瘀、风痰阻络证，治宜益气活血、涤痰醒脑。

## 案十四

胡某，男，38岁。因"突发意识不清半小时"就诊。

患者于半小时前性生活过程中突发头晕、胸闷，后出现意识不清，呼之不应，无恶心呕吐、四肢抽搐、双目上视、喉中怪叫、二便失禁等症，半小时后自行苏醒，醒后家属发现其不能言语，左侧肢体乏力，遂至我院急诊科就诊。头颅CT检查结果示右侧小脑半球出血，出血量约17mL，右侧枕部及双侧小脑硬膜下血肿。为进一步治疗，由急诊科拟"脑出血"收入院。刻下症见患者嗜睡，面红，头痛，右侧肢体乏力，不能言语，无头晕，无发热，无呕吐，无四肢抽搐，无二便失禁，无心慌胸闷，口干口苦，小便调，大便干结。否认高血压、糖尿病、高血脂、冠心病等内科病史。

体格检查：嗜睡，呼之可自主睁眼，检查不合作，时间、地点、人物定向力、理解力、记忆力、计算力检查无法配合。颈抵抗，脑膜刺激征（+），双眼球向右侧凝视麻痹，双侧瞳孔等大等圆，直径3mm，对光反射存在。左侧肢体肌张力下降，肌力3级，右侧肢体肌力、肌张力正常。双髌上反射、双髌阵挛、双踝阵挛未引出。左侧巴宾斯基征（+），右侧巴宾斯基征（-）。舌淡，苔少有刺，脉弦，按之无力。

中医诊断：中风（气阴两虚兼瘀痰证）。

治法：益气活血通脉，健脾涤痰开窍。

处方：

（1）花旗参10g（另炖）。

（2）赤芍15g，毛冬青30g，黄芪15g，法半夏15g，川芎10g，石菖蒲15g，虎杖20g，甘草5g，郁金15g，远志5g，云苓15g，枳实10g。

上方加清水500mL，煎30分钟，取汁200mL，温服，日1剂。

调饮食，慎起居，忌生冷。

（3）中成药：静脉滴注生脉针。

按语：本案患者以意识不清为主症，从舌脉象来看，属气阴两虚兼有瘀痰证，治宜益气活血通脉、健脾涤痰开窍。方中花旗参益气养阴，加黄芪使益气力增大，益气养阴可促进血液循环、水液代谢；赤芍、毛冬青、川芎活血。

## 案十五

何某，男，69岁。因"突发昏迷、右侧肢体偏瘫，发热半日"就诊。

患者突发昏迷、右侧肢体偏瘫，当时无四肢抽搐，无二便失禁等症，即被送往我院就诊，行CT检查示右侧基底节脑出血破入脑室（出血量约46mL），收入院。入院后急诊科医生行开颅血肿清除、去骨瓣减压术，术后仍昏迷，发热，喉中痰鸣辘辘。刻下症见躁动不安，口眼歪斜，右侧肢体偏瘫，低热，无四肢抽搐，无二便失禁。既往有高血压病史3年，坚持治疗中。

体格检查：躁动不安，检查合作，对答切题，时间、地点、人物定向力完整，理解力、记忆力、计算力稍下降，言语不流利，颈强直（+），双侧瞳孔等大等圆，直径3mm，直接、间接对光反射迟钝，双眼球向右侧凝视，左侧角膜反射稍迟钝。左侧鼻唇沟变浅，口角右歪。听力粗测正常。悬雍垂居中，双软腭上抬有力对称，咽反射正常。伸舌偏左，未见舌肌萎缩及肌束颤动。双侧肢体痛触觉对称正常，左侧肢体肌力正常，肌张力正常，右侧肢体肌力0级、肌张力下降，未见肌肉萎缩及肌束颤动。舌红，苔黄腻，脉数。

中医诊断：中风（痰热壅肺，痰瘀阻络证）。

治法：清热宣肺，涤痰醒脑。

处方：羚羊角30g（先煎），钩藤15g，夏枯草20g，地龙10g，瓜蒌仁15g，黄芩15g，赤芍15g，桃仁15g，虎杖20g，郁金15g，牛膝15g，竹茹15g。

加清水800mL，羚羊角先煎30分钟，再纳入上方余药煎30分钟，取汁200mL，温服，日1剂。调饮食，忌生冷。

按语：本案患者以昏迷、发热、喉中痰鸣为主症，病位在肺、脑。起病为出血中风，而中风之发病，其关键在于气血失调，痰瘀为患，中风病痰瘀同治贯穿始终。痰瘀阻滞脑脉是其主要病理基础，痰瘀交结是急性期的主要矛盾。患者昏迷时间较长，则易产生病理之痰，肺为储痰之器，因此痰热易壅阻于肺脏。而蒙蔽清窍或闭阻脉络之痰多引动伏痰，因此治疗当清热宣肺、涤痰醒脑。方中羚羊角、钩藤清热，涤痰醒脑；竹茹、瓜蒌仁、桃仁、夏枯草、黄芩宣肺，清化热痰；地龙通络祛痰。诸药合用，共奏清热宣肺、涤痰醒脑之功。

## 案十六

李某，女，79岁。因"突发昏迷、发热、头痛、尿频、尿急1小时"就诊。

患者突发昏迷，无四肢抽搐、二便失禁等症，即被送往我院就诊。CT检查示右侧基底节脑出血破入脑室（出血量约40mL），收入院。入院后急诊科医生行脑室引流术，术后仍头晕，头痛，发热，尿频，尿急。刻下症见发热，头痛，尿频，尿急，肢体偏瘫，无四肢抽搐、二便失禁。既往有高血压病史20年，坚持治疗中。

体格检查：昏迷，躁动不安，不能言语，反应力、定向力、记忆力、理解力、判断力不能配合检查，颈强直（+），脑膜刺激征（+），双侧瞳孔等大等圆，直径2.5mm，直接、间接对光反射及调节反射迟钝，双眼球固定，角膜反射存在。左侧鼻唇沟变浅，口角右歪。听力检查不能配合。咽反射消失。左侧肢体肌力3级，肌张力亢进，右侧肢体肌力、肌张力正常。共济运动、闭目难立征、直线行走不能配合检查。腹壁反射减弱。双侧肱二头肌腱反射、肱三头肌腱反射、桡骨膜反射、尺骨膜反射、膝反射、跟腱反射（+）。双髌上反射、双髌阵挛、双踝阵挛未引出；双侧巴宾斯基征阳性。舌暗红，苔薄黄，脉弦数。

中医诊断：中风（痰热壅肺，痰瘀阻络证）。

治法：清热化痰，祛瘀止痛。

处方：天麻15g，钩藤20g，九节茶20g，毛冬青20g，白芷15g，益母草15g，羌活15g，车前草15g，黄柏10g，郁金15g，牛膝15g，甘草10g。

上方加清水500mL，煎30分钟，取汁200mL，温服，日1剂。调饮食，慎起居，忌生冷。

按语：本案患者以昏迷、发热、小便不利为主症，病位在脑、膀胱。患者起病为出血中风，而中风之发病，其关键在于气血失调，痰瘀为患，中风病痰瘀同治贯穿始终。痰瘀阻滞脑脉是其主要病理基础，痰瘀交结是急性期的主要矛盾。痰瘀郁结于脑，气机失宣，故见头痛；下焦湿热，故见尿频，尿急。方中天麻、钩藤清热，涤痰醒脑；白芷、羌活祛风止痛；九节茶消炎化痰；毛冬青、牛膝、益母草活血化瘀；车前草、黄柏清热利湿，清下焦湿热。诸药合用，共奏清热化痰、祛瘀止痛之功。

## 案十七

张某，男，40岁。因"突发昏迷2小时"入院。

患者入院前2小时因突然昏迷，到当地医院就诊，CT检查示大量蛛网膜下腔、右侧基底节区脑出血。入院后行数字减影血管造影，检查结果示右大脑前交通动脉瘤，急诊科医生行右大脑前交通动脉瘤血栓形成术。术后患者清醒，左上肢无力，口淡，欲呕，食欲缺乏，大便不通。服用麻子仁丸及参芪口服液效果不明显。刻下症见头痛，头晕，左上肢无力，口淡，欲呕，食欲缺乏，大便不通，无恶寒，小便少。

体格检查：神志清，检查欠合作，对答切题，时间、地点、人物定向力、理解力、记忆力、计算力检查不合作。颈抵抗，颈强直征（+）。双眼球向左侧凝视麻痹，双侧瞳孔等圆等大，直径3.0mm，对光反射迟钝，双角膜反射存在。左侧肢体肌张力下降，肌力3级，右侧肢体肌力、肌张力正常。双侧肱二头肌腱反射、肱三头肌腱反射、桡骨膜反射、膝反射（+），未见肌肉萎缩及肌束颤动。双侧腹壁反射对称正常。双髌上反射、双髌阵挛、双踝阵挛未引出。左侧巴宾斯基征（+）。舌淡红，苔薄，少苔，脉浮细无力。

中医诊断：中风（气血亏虚，脾肾阳虚证）。

治法：温补脾肾，益气活血。

处方:党参20g,黄芪50g,白术15g,半夏15g,干姜15g,天麻15g,川芎20g,当归15g,佛手15g,鸡内金15g,麦芽20g,枳壳10g。

上方加清水500mL,煎30分钟,取汁200mL,温服,日1剂。调饮食,慎起居,忌生冷。

按语:本案患者以头痛、头晕、左上肢无力、口淡、欲呕、食欲缺乏、大便不通为主症,舌淡红,苔薄,少苔,脉浮细无力,辨证为气血亏虚、脾肾阳虚证。经积极救治手术治疗,现以虚象为主,脉浮细无力、口淡、头晕、肢体无力为气血亏虚之症,口淡、欲呕、食欲缺乏为脾肾阳虚之症。方中党参、黄芪、白术健脾益气;佛手行气降气;鸡内金健脾;麦芽消食;枳壳行气宽中。

## 案十八

温某,男,58岁。

主诉:突发头痛伴意识障碍18小时入院。

现病史:患者于18小时前突发昏迷,呕吐胃内容物2次,当时无四肢抽搐、二便失禁等症,CT检查示左侧颞叶脑出血破入脑室伴蛛网膜下腔出血,收入院。入院后急诊科医生行开颅血肿清除、去骨瓣减压术,术后脑脊液检查提示颅内感染,行鞘内注射。胸片提示肺部感染,需呼吸机维持呼吸,痰多,喉中痰鸣辘辘。现仍昏迷,发热,痰白稀。刻下症见昏迷,发热,喉中痰鸣辘辘,胃区胀(胃潴留),暂无呕吐,无四肢抽搐,大便稀烂,留置尿管、胃管。既往有高血压病史3年,坚持治疗中。

体格检查:昏迷,检查不能合作,不能对答,时间、地点、人物定向力、理解力、记忆力、计算力检查无法配合。颈抵抗,脑膜刺激征(+)。双眼球向左侧凝视麻痹,双侧瞳孔等圆等大,直径4.0mm,对光反射消失,双角膜反射消失。右侧肢体肌张力下降、肌力0级,左侧肢体肌力、肌张力正常。双侧肱二头肌腱反射、肱三头肌腱反射、桡骨膜反射、膝反射(+),未见肌肉萎缩及肌束颤动。双髌上反射、双髌阵挛、双踝阵挛未引出。双侧巴宾斯基征(+)。舌暗红,苔少,脉弦。

中医诊断:中风(中气不足,胃气上逆证)。

治法：补益中气，和冲降逆。

处方：

（1）太子参20g，白术15g，法半夏15g，沉香5g（后下），陈皮10g，藿香15g，佩兰15g，姜竹茹15g，川厚朴15g，枳实10g，柴胡15g，甘草5g。

上方加清水500mL，煎30分钟，取汁200mL，沉香研末后下，竹茹用姜炮制，温服，日1剂。嘱患者调饮食，慎起居，忌生冷。

（2）中成药：附子理中丸，每次服用1粒，每天服用2次。

（3）参麦注射液静脉滴注每天1次。

按语：本案患者以中风开始，冲阳上逆，导致出血中风，现脑出血血肿已清除，但浊阴不清，意识模糊，加之手术损伤元神，术后腑气不通，胃气上逆。从其舌脉象来看，属肝郁脾虚证。查看原来所服中药，方中大剂量附子，同时配大剂量黄芩、黄连，寒热并用，用大剂量热药又用大剂量寒药，从病证来看，本例有虚寒之象，有使用附桂之征，但似乎并不需要大剂量到45g，原服方又用大寒之黄芩、黄连，实为不必，本证病患日久，久病虚寒，肝郁脾虚，久病可用缓法如桂附理中丸之类，同时使用中药汤剂灵活调配以解其急。

## 案十九

张某，男，54岁。

主诉：左侧肢体乏力1周。

现病史：患者1周前无明显诱因出现肢体乏力，渐进性加重，并逐渐出现下肢僵硬，步行艰难，语言不利，头晕，无头痛、恶心呕吐、意识障碍，由家属送医院就诊。头颅MRI示多发腔隙性脑梗死。刻下症见恶寒，畏风，乏力，口苦，食欲缺乏，腹胀，睡眠差，头晕目眩，往来寒热，小便少，口腻，大便2日一行。

体格检查：神志清楚，检查合作，对答切题，时间、地点、人物定向力完整，理解力、记忆力、计算力正常，言语流利。颈无抵抗，脑膜刺激征（－）。双侧瞳孔等大等圆，直径2.5mm，直接对光反射及调节反射灵敏，床旁手试法粗测视野无缺损。双眼球各方向运动灵活充分，辐辏反射灵敏，无眼震及复视。双侧面部痛触觉对称正常，双颞、咬肌有力对称，张口下颌不偏。双侧额纹对称，闭目、鼓腮有力对称。听力粗测正常。悬雍垂居中，双软腭上抬有力对称，咽反射正常。抬头正常，双侧转头耸肩有力对称，胸锁乳突肌无萎缩。伸舌偏左，未见舌肌萎缩及肌束颤动。双侧肢体痛触觉对称正常，左侧肢体肌力、肌张力正常，右侧肢体肌力、肌张力正常，未见肌肉萎缩及肌束颤动。双侧腹壁反射对称正常。双侧肱二头肌腱反射、肱三头肌腱反射、桡骨膜反射、尺骨膜反射、膝反射、跟腱反射（++）。双髌上反射、双髌阵挛、双踝阵挛未引出。舌红，苔黄腻，脉弦。

西医诊断：脑梗死。

中医诊断：中风（风痰瘀阻证）。

治法：疏风清热，祛瘀涤痰。

处方：水牛角30g（先煎），钩藤20g，柴胡15g，竹茹15g，黄芩15g，九节茶15g，天竺黄15g，赤芍15g，牡丹皮15g，瓜蒌皮15g，威灵仙10g，柴胡15g，甘草10g。

嘱患者调饮食，慎起居，忌生冷、辛辣之品。

按语：中风之发病，其关键在于气血失调，痰瘀为患，中风病痰瘀同治贯穿始终。痰瘀阻滞脑脉是其主要病理基础。综合患者情况，目前为风、痰、瘀交织，治宜疏风清热、祛瘀涤痰。方中柴胡疏风清热，解半表半里之邪；竹茹、黄芩、九节茶、天竺黄、瓜蒌皮清热涤痰；水牛角、钩藤清热。

## 案二十

郑某，男，78岁。就诊日期：2011年9月4日。

主诉：突发右侧肢体乏力、言语謇涩5小时余。

现病史：患者5小时余前无明显诱因出现头晕，右侧肢体乏力并跌倒，言语謇涩，无昏迷，无抽搐，无呕吐，无口吐白沫，无二便失禁，由家属送至我院急诊科就诊。头颅CT检查示左侧基底节区脑出血并破入脑室系统（出血量共约36mL），轻度脑白质变性。血压偏高，达206/109mmHg，予硝苯地平口服及甘露醇脱水等处理后，由急诊科拟"脑出血"收入院。入院时症见患者嗜睡，呼叫睁眼，右侧肢体瘫痪，不语，无抽搐，无呕吐，无发热，留置尿管通畅，无大便失禁。

2011年10月15日查房见患者浅昏迷，咳嗽，咳痰乏力，无发热，无呕吐，无四肢抽搐，小便淡黄，大便尚可。查体：颈无抵抗，喉间痰鸣，气管切开套管吸出黄白色黏痰，双肺呼吸音粗，心率86次/分，未闻及病理性杂音，刺激肢体无反应，肌力、肌张力无法检测。舌淡红，苔腻，脉滑。2011年10月15日CT检查结果与前次对比：左侧枕骨术后改变，左侧基底节区血肿较前明显降解，密度减低。

中医诊断：中风——中脏腑（肝肾亏虚，气血不足，风痰瘀血痹阻脉络证）。

治法：补肝肾，益气血，化痰通络。

处方：

（1）黄芪30g，党参20g，竹茹15g，法半夏15g，浙贝母20g，虎杖20g，辽刁竹20g，石菖蒲15g，枳壳10g，瓜蒌皮15g，甘草5g，益母草15g。水煎服，每日1剂。

（2）中成药：附子理中丸。

10月18日二诊：患者昏迷较前改善，间有咳嗽，痰较前减少，无发热，无呕吐，无四肢抽搐，小便淡黄，大便尚可。舌淡红，苔浊，脉滑。

辨证：肝肾亏虚，气血不足，风痰瘀血痹阻脉络证。

治法：补肝肾，益气血，化痰祛瘀，通络醒脑。

处方：黄芪30g，党参20g，竹茹15g，法半夏15g，虎杖20g，辽刁竹20g，石菖蒲15g，瓜蒌皮15g，枳壳10g，甘草5g，益母草15g，毛冬青20g。

10月21日三诊：患者已清醒，右侧肢体偏瘫，无咳嗽、咳痰、发热、呕吐、四肢抽搐，小便淡黄，大便尚可。查体见颈无抵抗，双肺呼吸音清，心率75次/分，未闻及病理性杂音，右侧肢体肌力2级，肌张力稍高，左侧肢体肌力5级，肌张力正常。舌淡红，苔薄白，脉缓。

辨证：肝肾亏虚，气血两虚兼瘀证。

治法：补肝肾，益气血，醒脑开窍。

处方：

（1）黄芪30g，党参20g，竹茹15g，法半夏15g，石菖蒲15g，枳壳10g，甘草5g，益母草15g，毛冬青20g，茯苓15g，山茱萸15g，丹参15g。

上方加清水500mL，煎30分钟，取汁200mL，温服，日1剂。调饮食，避风寒，忌生冷。

（2）患者右侧肢体偏瘫，可针刺治疗，以促进功能恢复。

上肢选穴：合谷、外关、曲池、肩髃。

下肢选穴：阴陵泉、足三里、三阴交、解溪、丘墟。

按语：本案患者以"突发右侧肢体乏力、言语謇涩"入院，中医诊断为中风（中脏腑），病处恢复期，目前痰多，有瘀，属肝肾亏虚、气血不足，风痰瘀血痹阻脉络证，痰瘀贯穿中风全过程。舌淡红，苔腻，脉滑，为虚中有痰湿，治以化痰通络。脑与肾相通，气血相连，治宜益气活血，佐以补益肝肾，通窍醒脑。

三诊时，患者已经清醒，痰浊基本清除，可见中药化有形之痰效果明显，痰祛则神明渐清，清醒后仍有肝肾亏虚、气血两虚兼瘀之表现，故减去化痰药，加入益母草、毛冬青、丹参等活血化瘀之品，以促进肢体功能恢复。同时予以针灸治疗，针灸处方中合谷、外关有舒筋活络的作用；曲池可治中风，手挛筋急；肩髃通筋活络。以上4穴符合辨证取穴的原则，即传统治疗中风偏瘫的"治痿独取阳明"。阴陵泉为足太阴脾经合穴，能帮助屈膝和屈小腿；三阴交为足太阴脾经、足厥阴肝经、足少阴肾经的交会穴，二穴均有健脾补肾、滋阴升髓的功能。解溪能帮助足跗屈和屈趾，为胃经穴位；丘墟为胆经穴位。两穴位于踝关节附近，有通络解痉的功效。足三里具有补气养血、通经活络之功。

# 第四节　癫　狂

某女，45岁。

患者精神异常改变达1年，精神病院诊断其为精神分裂症，长期服用抗精神病药物，效果不满意，故来我院求诊。其丈夫反映患者白天情绪、神智正常，但一到傍晚就出现情绪失控，甚至持刀砍人，检查时见患者一般情况好，会诊时在上午，对答如流，表情动作如常人，舌红尖赤，苔白厚滑腻，脉弦细数。

西医诊断：精神分裂症。

中医诊断：癫狂（痰阻心窍证）。

处方：柴胡加龙骨牡蛎汤加减。

羚羊骨15g（先煎），柴胡8g，黄芩15g，人参5g，半夏5g，茯苓20g，桂枝8g，龙骨20g（先煎），牡蛎30g（先煎），大黄5g，大枣20g。

二诊：患者服用1剂后，当日下午情绪稳定，无异常改变。后按原方连服2周后，间或去大黄，加石菖蒲5g、郁金10g。

后随访，患者服上方1个月以上，未见发作，改为每周服药3～4天，半年未发作。1年后，症状反复发作，仍以上方加减，服药后发作基本停止，嘱患者间断服药。

按语：《景岳全书》云："癫病多由痰起，凡气有所逆，痰有所滞，皆能壅闭经络，格塞心窍。"是以神乱成癫也。患者舌尖红赤，苔白厚滑腻，此为痰阻心窍。患者出现持刀砍人的症状，变成狂证，宜解郁开窍、清热化痰，拟柴胡加龙骨牡蛎汤治之。方中柴胡、黄芩，苦寒清热，和解少阳，治疗胸胁苦满；人参、半夏消痞满，散结肿，辛温化饮；生姜、大枣生津护胃；桂枝、茯苓平冲降逆，安神镇静；龙骨、牡蛎潜阳安神，化痰除饮；大黄推陈出新，治疗谵语等而通大便；茯苓利水湿、水饮，治疗一身沉重、小便不利。

# 第五节　痫　证

## 案一

徐某，男，6岁。

患儿因高热、惊厥收入院，诊断为脑炎，并发肺部感染，呼吸衰竭，立即做气管切开，呼吸机人工通气。住院3个月后，脱呼吸机，改为间歇口吸给氧，但患儿常出现呼吸停顿，检查见患儿神志清楚，咳嗽，喉中有痰液气阻，饮食二便皆可，夜间使用呼吸机辅助呼吸。患儿体型肥胖，多食，恶心呕吐，口苦泛酸，小便短赤。证属风痰内阻、三焦不利，拟大温胆汤加减。

处方：羚羊角10g（先煎），天麻5g，白术8g，法半夏5g，枳壳5g，茯苓10g，石菖蒲3g，远志3g，竹茹10g，黄芩10g，甘草3g。7剂。

二诊：患儿症状较前改善，夜间仍间断吸氧，但较前减少。喉间仍有痰液气阻，于上方加天竺葵10g。

三诊：患儿现已停用呼吸机，咳痰咳嗽明显减轻，将上方稍作调整。

天麻5g，白术5g，法半夏3g，茯苓15g，石菖蒲3g，天竺葵5g，紫菀5g，款冬花5g，竹茹10g，甘草3g。

患儿按上方加减，调理数月，诸症消失，现已能正常上学。

按语：大温胆汤可用于治疗手少阳经与足少阳经病变，由于湿热之邪郁于三焦，胆气不舒，湿热壅阻，清气不升，浊气不降，胃失和降，故恶心呕吐；胆胃不和故口苦泛酸；湿热内蕴，下焦不利，故小便短赤。从本方的组成来看，实为半夏白术天麻汤合温胆汤而成。天麻味甘性平，息风定惊，定眩止晕；茯苓、白术燥湿健脾化痰；法半夏化痰降逆止呕；黄芩、竹茹清热降浊。诸药合用，共奏祛风清热、降逆化湿之功。

## 案二

某女，3岁。因"间歇性癫痫发作1个月"来诊。

患儿父母讲述患者曾因持续高热、惊厥入住某医院，诊断为病毒性脑炎，治疗数月后，部分症状消失，现间歇性出现惊厥以及癫痫发作，且发作频率越来越高，曾服用丙戊酸钠、卡马西平未能完全控制发作，故现求中医治疗。检查见患儿消瘦，面色苍白，拟大温胆汤加减。

处方：羚羊角10g（先煎），钩藤5g，天麻3g，天竺葵5g，石菖蒲3g，茯苓5g，陈皮1.5g，法半夏3g，龙骨15g(先煎)，牡蛎20g(先煎)，甘草3g。7剂。

二诊：患儿服上方后，惊厥发作次数明显减少。患儿续服上方半年以上，逐步减少西药用量，并逐渐减少中药每周服用天数，从每周7剂，渐减至5剂、4剂、3剂，发作次数明显减少至数周1次。

处方：太子参10g，白术5g，天麻5g，钩藤6g，茯苓10g，山药10g，石菖蒲3g，竹茹10g，龙骨15g（先煎），牡蛎20g（先煎）。

后随访，患儿按上方加减治疗2年以上，逐渐停药，未见发作。

# 第四章 脾胃系病证

## 第一节 胃 痛

案一

侯某，男，34岁。2020年1月6日因"胃脘疼痛一年半"前来就诊。

患者胃痛，牵引右胁及脐周，伴胃脘胀，无反酸，胸闷，咽喉不适，咽赤有滤泡，舌红，苔白厚腻，脉弦。胃镜提示慢性萎缩性胃炎，幽门螺杆菌阳性。

西医诊断：慢性胃炎。

中医诊断：胃脘痛。

治法：疏肝和胃，辛开苦降，佐以化湿。

处方：柴胡陷胸汤合左金丸加减。

柴胡10g，法半夏10g，黄芩10g，全瓜蒌10g，黄连10g，枳实20g，吴茱萸6g，乌贼骨15g，藿香10g，佩兰10g，延胡索15g，郁金10g，片姜黄10g，川楝子10g。7剂，水煎服，日1剂，分3次服。

二诊：患者胃痛好转，胸闷不适，纳食尚可，二便正常，舌红，苔淡黄而厚，脉弦。予上方加甘松10g。7剂，水煎服，日1剂，分3次服用。

按语：患者情志不舒，肝气郁滞，横逆犯胃，胃气不和，则胃脘疼痛，牵引胁腹；肝失条达，气机阻滞，则胸闷；肝经"上贯膈，布胁肋，循喉咙之后"，肝郁化热，肝火上炎，故咽赤有滤泡；肝郁客脾土，脾胃运化不利，酿痰生湿蕴热，则见舌红、苔白厚腻等湿热之象。总病机为肝胃不和、湿热中阻，故治以疏肝和胃、辛开苦降、清热化湿。

## 案二

周某，女，42岁。因"上腹部疼痛10余年"来诊。

患者10年前开始出现上腹部疼痛，早上明显，怕冷，无嗳气反酸，纳眠好，大便基本正常。查体示腹平质软，剑突下压痛，无反跳痛。四肢冷，舌淡，苔薄，脉细。

西医诊断：腹痛（原因待查）。

中医诊断：胃脘痛（脾胃虚寒证）。

治法：温中健脾，和胃止痛。

处方：黄芪建中汤加减。

黄芪30g，桂枝10g，白芍15g，炙甘草5g，高良姜10g，黑枣5g，川楝子10g，醋延胡索10g，蒸陈皮5g。

二诊：患者服药后症状缓解，仅空腹时出现胃痛。胃镜示胃炎、十二指肠球部溃疡。查体同前，未见明显变化。予原方加醋香附5g，海螵蛸15g。

三诊：患者服药后症状明显好转。腹平质软，无压痛、反跳痛。舌淡，苔薄，脉细。继服上方。

按语：患者初诊时症见上腹部疼痛，早上明显，无反酸，胃纳好，大便正常，辨为胃痛，证属脾胃虚寒证，治以温中健脾、和胃止痛，拟方黄芪建中汤加减。患者服药后诸症缓解，复诊时诉上腹部疼痛在饥饿时出现，遂加醋香附行气止痛，海螵蛸制酸止痛，后患者症状明显好转。

胃痛以上腹胃脘部近心窝处发生疼痛为主症，胃痛的病因较为广泛和复杂，但总以胃气郁滞、失于和降、不通则痛为基本病机，故而胃痛的治疗以理气和胃止痛为大法，旨在疏通气机，通而痛止。然所谓"通"法，不只是狭义的通，要广泛而全面地去理解和运用，如属胃寒者，散寒即为通；食滞者，消食即为通；肝气犯胃者，理气即为通；肝胃郁热者，泄热即为通；湿热中阻者，清化湿热即为通；瘀阻胃络者，化瘀即为通；阴虚者，益胃养阴即为通；脾胃虚寒者，温胃建中即为通。临床需结合具体病机，采取相应治法，才符合"通法"的本意。另外，本病的饮食调摄十分重要，需嘱患者清淡饮食，忌食辛辣刺激性的食物。

## 案三

李某，男，42岁。因"上腹部疼痛3天"前来就诊。

患者自述上腹部疼痛，无明显规律，胃灼热，食欲一般，大便烂，日1次，当地医院行胃镜检查，检查结果示贲门撕裂并出血。查体示腹平质软，左下腹部轻压痛，无反跳痛。舌红，苔黄腻，脉细。

西医诊断：贲门撕裂，胃炎。

中医诊断：胃痛（肝胃郁热证）。

治法：开郁散热，疏肝和胃。

处方：半夏泻心汤加减。

法半夏15g，黄芩10g，黄连5g，干姜5g，防己10g，黄芪20g，甘草10g，白术10g，党参10g，黑枣10g，木香10g，乌药10g。

二诊：患者稍口干，无口苦，小便黄，查体如前，舌红，苔黄腻，脉细。

处方：半夏泻心汤合连朴饮加减。

白芍15g，姜厚朴10g，鸡内金10g，火炭母15g，甘草10g，黄芩10g，法半夏10g，麦芽30g，海螵蛸15g，凤尾草15g，茵陈15g，木香10g（后下），芦根20g，木棉花15g。

按语：患者初诊时症见上腹部疼痛，无明显规律，胃灼热，食欲一般，大便烂，日1次，舌红，苔黄腻，脉细，辨为肝胃郁热证，治以开郁散热、疏肝和胃。本病符合半夏泻心汤证中焦气机逆乱、肠鸣下利的特点，故应用半夏泻心汤加木香、乌药等药以疏肝行气，药后诸症明显缓解。二诊时诉口干，小便黄，为湿热仍甚，故拟方半夏泻心汤合连朴饮加减。方中火炭母、凤尾草、茵陈等清热利湿。

胃痛是由于胃气阻滞、胃络瘀阻、胃失所养、不通则痛导致的上腹胃脘部发生疼痛。本案系患者平素情志不遂，肝失疏泄，肝郁气滞，横逆犯胃，致胃气失和，胃气阻滞，不通则痛，发为胃痛。《杂病源流犀烛》云："胃痛，邪干胃脘病也……惟肝气相乘为尤甚，以木性暴,且正克也。"肝郁日久,又可化火生热,邪热犯胃,导致肝胃郁热而痛。

# 第二节 腹 胀

## 案一

岑某,男,45。因"腹胀10天"就诊。

患者自诉近日心下胀满,午后及饱餐后加剧,气短乏力,纳食不香,口淡不渴,二便尚可,舌淡,苔白腻,脉沉缓。证属脾虚气滞,治宜温运健脾、消滞除满。方选厚朴生姜半夏甘草人参汤。

按语:本案患者以腹胀为突出表现,腹胀一证,当属阳明与太阴病变,观是证腹胀而大便通畅,且无潮热、谵语等,非阳明腑实证。且伴有气短乏力、纳食不香及口淡不渴等,当属太阴病变。由于脾气亏虚,则运化失职,湿浊内生,阻碍气机,气滞于腹,壅而为满,而生腹胀满;脾气不足,运化失常,则见气短乏力、纳食不香、口淡不渴、舌淡、苔白腻等。

## 案二

董某,女,53岁,教师。因"术后腹胀1日"就诊。

患者因子宫肌瘤在某医院行子宫切除术,手术顺利,但术后24小时未排气、排便、腹胀。会诊见患者腹胀难受,不进食,诊断为术后气血不畅,气机阻滞,以小承气汤加人参、莱菔子。

服药数小时,患者已自行排便,腹胀立消。

按语:中医认为,手术创伤以及麻醉用药会导致体内气机难以正常运行,损害血络,导致患者气滞血瘀,胃肠功能下降。久积则导致患者清气不升、浊气不降,累积则肠胃胀,腑气不通。因此,依照腹痛以通为补,六腑以通为用的原则,采用小承气汤促进患者妇产科手术后的胃肠功能恢复。采用通腑泄热并止痛的方式治疗胃肠功能滞后。小承气汤由厚朴、大黄以及枳实3味药物组成,对于泻下热结具有良好的功效，大黄能够泄热通便，厚朴除满，枳实下气。

### 案三

某男，90岁。因"发热3日、腹胀2日、浅昏迷1日"就诊。

患者3天前因发热入院，诊断为肺炎，对症处理后，次日患者出现腹胀，逐渐加剧，腹痛剧烈，全腹肌紧张、压痛、反跳痛，无大便，无矢气。外科检查诊断为肠梗阻，须立即手术，开腹后发现肠道无机械性阻塞，修正诊断为肠麻痹，先闭腹腔，转回内科病房。此时患者处于浅昏迷状态，肠管胀气，无大便，无矢气。邀我会诊，我认为此患者为老年人，正气不足，术后气机阻滞、腑气不通所致，应当予补益之剂的同时，泄热通便，消痞除满。拟小承气汤加味。

处方：红参8g，大黄10g（后下），厚朴10g，枳实6g。

患者有大便之后，见其虚实夹杂、脾胃虚弱、气阴两虚，予生脉散合泻心汤加减，病情基本痊愈。

按语：小承气者是顺承肠腑，小其制也。阳明胃燥，热邪内炽，故以大黄下其热邪；枳实、厚朴行腑气，气促肠动，消痞满以利便通；之所以不加芒硝，是因为肠无燥屎，故宜小承气汤。如果服后便下，谵语止，勿要再服。若非如此，说明实热未去，谵语未止，则须尽饮之，以大便通为度。老年人正气不足，在攻下之时应注意扶助正气，必要时加用红参，以期其效。

# 第三节　腹　痛

### 案一

患者，男，8岁。因"间歇性突发腹痛3年"前来就诊。

患者3年以来常突发腹痛，发作时疼痛难耐，每次持续10～30分钟，不经处理可自然缓解，但发作时使用阿托品等解痉剂无效，发作无规律，或一日发作二三次，或数日或十余日发作一次，发作过后，一如常人。纳食一般，排便正常，腹部检查无触压痛，CT提示肠系膜淋巴结肿大。选具有温中散寒功效的吴茱萸汤加减。

处方：太子参10g，白术10g，白芍10g，吴茱萸10g，川黄连3g，生姜8g，甘草3g。

二诊：患者服上方后，发作次数减少，发作时疼痛减弱，仍按原方进服，间或随症加减。

3周后随访，未见发作，改为一周2～3剂。后未见复发。

## 案二

患者，女，17岁。因"间歇性气逆腹痛、意识丧失数年"就诊。

患者自诉常无诱因突发腹部疼痛，自觉有股气流向上冲至咽喉，随之意识丧失，肢体发凉，口唇青紫，伴有手足搐动。患者自幼起常头痛，恶心欲呕，常于安静或睡眠时突然发作，不省人事，口吐泡沫，肢体抽搐发凉，发作持续时间不等，或数分钟到十分钟，不经处理，自行清醒，醒后一如常人。随着年龄渐长，发作次数减少，曾多方治疗无效，故长期停止治疗，且当时家庭经济困难，家长无暇顾及。现初步诊断为腹型癫痫，为进一步确诊，在医院做脑电图检查，结果为中度不正常脑电图。中医辨证属肝寒浊气上犯，拟吴茱萸汤加减。

处方：吴茱萸3g，党参20g，白术15g，天竺黄10g，石菖蒲5g，生姜15g，甘草5g。

患者服药1周后，暂时未见发作，仍按原方服药至第2周，中间曾发作过2次，自觉发作较前为轻，时间较短，间或去天竺黄加代赭石，或去石菖蒲加远志，之后极少发作。

## 案三

某男，71岁。因"上腹部不适伴呕吐1个月"前来就诊。

患者自述近期洗头发后突发上腹部不适，伴有呕吐部分食物，当地医院给予西药吗丁啉口服，无明显改善，为求进一步治疗，来我院就诊。检查见患者一般情况可，略显消瘦，既往有冠心病病史，上腹部柔软，有轻微压痛，舌苔黄厚而腻，拟半夏泻心汤加减。

处方：党参15g，法半夏5g，干姜6g，砂仁5g，川黄连5g，黄芩

10g，白及10g，枳壳6g，乌贼骨20g，甘草3g。

患者连服上方2剂后复诊，前症明显改善，进食顺畅，无呕吐，后按原方或随症加减，每周服药5天，后改为每周服药4天。患者在当地医院做胃镜检查，诊断为幽门部溃疡、瘢痕形成、十二指肠溃疡、浅表性胃炎，幽门螺杆菌阳性，而后间断前来复诊，至今数年未再发作。

### 案四

柳某，男，37岁。因"反复胃脘痛伴心烦5天"就诊。

患者5天前因饮食不慎，胃脘疼痛乍起，急投医治之，痛不减，反增大便秘结，胸中满闷不舒，懊侬欲吐，辗转难卧，食少神疲，舌苔黄腻而浊秽，脉沉弦而滑。拟方栀子生姜豉汤合温胆汤。

处方：栀子10g，生姜20g，香豉15g，半夏10g，竹茹10g，枳实10g，陈皮5g，甘草5g，茯苓10g。

二诊：患者服药后，症状缓解，守方3剂而愈。

按语：本案患者为胃脘痛与心烦一并出现，食少、胸中满闷不舒与懊侬欲吐同时出现。该患者胃脘痛，医治之，痛不减，反增大便秘结，胸中满闷不舒，懊侬欲吐，辗转难卧，食少神疲。按其脉沉弦而滑，验其舌黄腻而浊。究其心中懊侬，辗转难卧，是心胸烦热更甚，故有此烦闷无奈，与"虚烦"相同，故治用栀子豉汤。现兼呕吐，为热扰胸膈，胃气上逆，治宜清宣郁热、和胃降逆，用栀子生姜豉汤合温胆汤治之。

### 案五

刘某，男，26岁。因"腹痛，下利3天"就诊。

患者3天前因受凉突发小腹部疼痛，伴大便水泄，干呕不欲食，心中烦热，口微渴。舌淡红，苔白黄腻，脉弦缓。

中医诊断：腹痛（上热下寒证）。

治法：清上温下，和中降逆。

处方：黄连汤。

按语：本案患者由受寒而发，寒邪伤肠，传导不利，则大便水泄；寒凝气滞，故小腹疼痛；热邪乘虚陷入胃中，故见干呕不欲食、心中烦热、口微渴；舌淡红，苔白黄腻，脉弦缓为寒热错杂之证。

## 案六

李某，男，45岁，工人。因"右上腹疼痛2天"就诊。

患者患慢性胆囊炎3年余，此次因情绪不佳，饮食后即觉右上腹疼痛，欲呕，胸中烦闷。面诊见患者面黄肌瘦，右上腹疼痛拒按，坐卧不安，舌苔厚腻略黄，脉弦细而沉。B超提示胆囊炎。

中医诊断：腹痛（上热下寒证）。

治法：清上温下，和中降逆。

处方：黄连汤。

按语：本案患者素有慢性胆囊炎病史，此次因情绪波动而复发。肝郁不疏，木郁不达，气机郁结，则右上腹疼痛拒按；气郁化热，则胸中烦闷，欲呕。舌苔厚腻略黄，脉弦细而沉则为木郁克土，寒热结聚之象。

## 案七

某女，36岁。因"上腹部剧烈疼痛伴呕吐半日"就诊。

患者饮用少量红酒后约1小时，突发上腹部剧烈疼痛，呕吐2次，由急诊科收治外科，诊断为急性水肿型胰腺炎，拟大柴胡汤加鸡内金、山楂。患者服药后症状减轻，仍按原方，数天后出院。

按语：大柴胡汤有和解少阳、清泻阳明之功，原方本是治疗少阳阳明合病，症见往来寒热、胸苦满、纳少欲呕、口苦、大便秘结。本方实为小柴胡汤合小承气汤两方化裁而成，方中柴胡透少阳邪气，黄芩清热，大黄清热结，枳实消积，与大黄相配直清里热，芍药止痛。现代药理研究表明，本方能降低括约肌的张力，对胃肠平滑肌有较强的解痉作用，能抑制胃酸分泌，促进肝脏和胰腺的血流，对胰腺有保护作用。

# 第四节 泄 泻

## 案一

某男，6岁。

患儿3天前始有低热，厌食，曾呕吐1～2次，其后出现腹泻，开始呈水样便，体温39.3℃，中度失水，诊断为秋季腹泻、中毒性消化不良，给予葡萄糖盐水加碳酸氢钠补液，方选半夏泻心汤加减。

处方：法半夏3g，白术5g，川黄连3g，黄芩5g，茯苓10g，太子参5g，生姜5g，甘草3g。

二诊：患儿一般情况改善，体温降至38℃，未见呕吐，大便每日3～4次，呈水样便。按原方加神曲5g、秦皮5g，连服2天，并嘱患儿在稀粥中加少许精盐口服，停止补液。

三诊：患儿连服上方4天后，腹泻已止，拟参苓白术散做善后调理。

处方：太子参5g，白术5g，茯苓9g，山药6g，薏苡仁8g，炒地榆5g，山楂10g，麦芽15g。

## 案二

某男，20岁，大学生。因"腹泻半年"就诊。

患者自述在外地读书腹泻半年，每日10余次，量少水样便，有不消化食物残渣，且有腹部不适，肠鸣音。了解患者一般情况后，考虑久泄肾气不足，脾阳不运，拟四神丸加秦皮、白芍、防风。

患者自述服药当天大便次数减少到每天3次左右。半个月，患者排便恢复正常。

按语：方中补骨脂辛苦大温，补相火以通君火，火旺乃能生土，故以为君药；肉豆蔻辛温，行气消食，暖胃固肠；五味子咸能补肾，酸能涩精；吴茱萸辛热，除湿燥脾，能入少阴、厥阴气分而补火；生姜暖胃；大枣补土。盖久泻皆由肾命火衰，不能专责脾胃，故大补下焦元阳，使火旺土强，则能制水而不复妄行矣。

## 案三

某男，19岁，在校大学生。因"腹泻3个月"前来就诊。

患者自述3个月以来大便每日13～14次，兼有肠鸣、腹痛，严重影响生活、学习。肠镜检查示乙状结肠黏膜充血、水肿、糜烂，诊断为慢性结肠炎，曾多次西医治疗无效，现转求中医治疗。就诊时见患者一般情况良好，面色略显消瘦，指端发凉，舌淡，苔白，脉细缓。中医辨证属脾阳不振，运化失司，治疗当温运脾阳、补肾固涩，以温经汤去麦冬，阿胶，以肉桂易桂枝，加秦皮。

二诊：患者自述服药当天大便次数明显减少至3～5次，其后每天在3次左右。仍按原方或加白术、地榆之类。

三诊：服药不足1个月，患者自述大便次数减为每日1～2次，基本成形，予参苓白术散，善后调理。

按语：温经汤出自《金匮要略》，药物组成为吴茱萸、麦冬、当归、白芍、川芎、人参、桂枝、阿胶、牡丹皮、半夏、生姜、甘草。该方有温经散寒、活血祛瘀通滞的功效。临床多用于治疗冲任不足、寒滞经脉、气虚血瘀引起的月经不调，对下腹部冷痛或痛经或腹泻也有较好效果。

## 案四

某女，中年人。因"腹泻2日"前来就诊。

患者自述昨日从美国纽约乘飞机回家探亲，登机后觉腹部不适、疼痛，腹泻2～3次，皆为水样便。家人在机场接机后直接送往医院急诊科，服洛哌丁胺、蒙脱石散后，当晚腹泻数次，量少，为水样便。今日求治，检查见患者一般情况好，自诉腹部脐周不适，清晨腹泻数次水样便，曾服少量流质食物，舌苔白厚，脉细缓。证属寒热错杂，拟藿香正气散加黄芩、秦皮、干姜。

患者服药1剂后，腹泻已止，诸症减退，已继续国内旅游。

## 案五

龚某，男，51岁。因"大便次数增多8年"前来就诊。就诊日期：2015年9月2日。

患者自述大便次数增多8年，餐后常欲大便，大便烂，日排5次，时成形，无腹痛，无黏液无血。舌淡，苔白，脉缓。体格检查：腹软，无压痛。辅助检查：肠镜无异常。

西医诊断：肠易激综合征。

中医诊断：泄泻（脾虚湿滞证）。

治法：健脾化湿。

处方：白术15g，茯苓20g，薏苡仁20g，白芍15g，陈皮5g，炙甘草5g，焦山楂10g，神曲15g，茵陈15g，炮姜炭5g，升麻10g。7剂，水煎服。

9月18日二诊：患者自述餐后常欲大便基本消失，大便较成形，日3次，无带黏液无血。舌淡红，苔微黄，脉缓。

处方：上方去炮姜炭、神曲，加柴胡10g、黄芩10g、葛根30g。7剂，水煎服。

按语：泄泻是临床常见病证，以排便次数增加和粪便有量与质的改变为特点，其病因较多，外感寒热湿邪、内伤饮食及情志、脏腑功能失调，均可导致泄泻，且病机复杂多变，常有兼夹或转化，脾虚湿盛是泄泻发生的关键病机。临床辨证首先辨其虚实缓急。急性者多为实证，以寒湿、湿热、伤食泄泻多见；久泻者以肝气乘脾、脾胃虚弱、肾阳虚衰多见，以虚证为主。治疗上总以运脾祛湿为主。暴泻应治以祛邪，风寒外束宜疏解，暑热侵袭宜清化，饮食积滞宜消导，水湿内盛宜分利。暴泻切忌骤用补涩，清热不可过用苦寒。久泻当以扶正为主，脾虚者宜健脾益气，肾虚者宜温肾固涩，肝旺脾弱者宜抑肝扶脾，虚实相兼者宜补脾祛邪并施，久泻补虚不可纯用甘温，分利不宜太过。

本案患者大便次数增多8年，时成形，无腹痛，无黏液无血，考虑既往饮食不节，脾胃受损，脾失健运，故餐后即便，大便次数多。辨病当属中医"泄泻"范畴，结合舌脉象辨证为脾虚湿滞证。

治以健脾胃之气，化困脾胃之湿邪。方中白术、茯苓、薏苡仁、陈皮、炙甘草健脾益气；土虚则木乘，脾虚则肝气乘脾，故以白芍疏肝理气；焦山楂、神曲和胃健脾；升麻升清阳止泻；茵陈利湿；炮姜炭温中散寒止泻。患者二诊症状改善，餐后大便基本消失，大便较成形，日3次。疗效明显，去炮姜炭之温燥，加葛根、柴胡加强升阳止泻之力。

## 案六

巢某，女，47岁。因"发热恶寒1周伴腹泻、腹痛4天"就诊。

患者平素脾胃虚弱，1周前外出冒雨感寒，继之出现发热、恶寒、头痛、心下痞闷、不思饮食、大便稍干等，某医院诊断为感冒。初服西药，所用药物不详，效果不显。即转中医治疗，医者给予辛温解表之药，加用通下消痞之品，共进2剂，服后发热恶寒头痛仍在，而又出现腹泻、腹痛，得温则舒，稍有恶心，胃脘胀满。舌淡，苔白，脉濡。

中医诊断：泄泻（太阴脾虚兼表证）。

治法：温中解表。

处方：桂枝人参汤。

按语：本案患者平素脾胃虚弱，将养不慎，复感风寒，成为脾虚外感证。就医之后，医者见外有太阳表寒，内有心下痞闷，大便稍干，即谓里有实证，故在解表之同时，辅以通下消痞之品，服后表不解，又伤脾胃，则致邪气内陷太阴。观其证，外有太阳风寒表邪未解，可见发热、恶寒、头痛等。内有太阴脾虚，运化失司，升降反作，气机阻滞，浊阴不降，壅塞胃脘，而见稍有恶心，胃脘胀满。清阳不升，则见腹泻、腹痛等，此与《伤寒论》中"太阳病，外证未除，而数下之，遂协热而利，利下不止，心下痞硬，表里不解者，属桂枝人参汤"符合，故选用桂枝人参汤治疗。

## 案七

某男，40岁。因"腹痛、腹泻1日"前来就诊。

患者自述进食不洁食物后突发腹痛腹泻，一下午腹泻十余次，故前来求治。检查见患者一般情况好，无发热，恶心呕吐，腹部不适，无压痛、按痛，肠鸣音亢进，舌苔白厚而腻，脉细数。证属脾湿胃热，清浊不分。拟半夏泻心汤加减。

处方：法半夏5g，川黄连5g，黄芩12g，干姜10g，葛根20g，秦皮10g，神曲5g，甘草5g。2剂。

二诊：患者自诉服药1剂后腹泻基本停止，次日排便2次，基本成形，全身无不适感，但胃纳甚差，口干口苦，以原方加减做善后调理。

处方：党参15g，白术10g，茯苓20g，苦参15g，葛根20g，神曲5g，生姜10g，甘草5g。

按语：急性胃肠炎主要是由于食用了被细菌或者毒素污染的食物而引起的，中医将其归为"呕吐""泄泻""胃痛""霍乱"等范畴。其主要的发病机理在于患者的脾胃升降功能失常，湿邪中阻，久而生热，湿热胶滞之邪内蕴，以致阴阳乖隔，清浊混淆。清气当升而不升，趋下而成泄泻；浊气当降而不降，逆上而成呕吐。本案患者以腹痛、腹泻为主症，半夏泻心汤出自《伤寒论》，为治疗邪气内陷、寒热错杂以及脾胃受损于中焦的代表方，常用于治疗呕吐、肠鸣、胸痞以及下利等。

# 第五节　便　秘

## 案一

某男，90岁。因"便秘10年，腹痛1周"前来就诊。

患者自述有10年便秘史，每次大便间隔1周以上，需要使用药物助排便等，近期使用两种药物促排便仍不畅，伴有腹部疼痛，左下腹冷感，纳少，倦怠乏力，畏寒，自觉无力排便。患者于10年前做过阑尾手术，术后逐渐出现便秘，每4～5日排便一次，重者超过10天。检查见患者属重度消瘦，腹部肌肉松弛，舌苔黄白厚腻。考虑患者体虚，气阴不足，拟温脾汤加减。

处方：人参5g，干姜10g，附子10g，知母15g，当归12g，大黄10g（后下），甘草5g。3剂。

嘱患者先服用1剂，若大便已通，停药2～3天，再服1剂，如此将3剂服完。

二诊：患者停药后又过10天排便，将上方稍作调整。

处方：党参20g，黄芪20g，当归12g，红花15g，干姜15g，制附子10g，大黄8g（焗服）。

三诊：患者服药当天排便1次，其后4天未解。继续服药后2天排便一次，后3～4天排大便一次，之后凡不服药便不排便，服药后形成依赖，再次修改上方。

处方：党参20g，黄芪20g，当归12g，红花15g，丹参20g，知母15g，槟榔15g，枳实10g，甘草5g。

按语：三诊方中去大黄是因为大黄中含弱酸，有收敛作用，故改用槟榔，加知母以润燥，枳实助理气通便。患者每天服1剂，大便2～3天一次，嘱其停药3天以上无大便时再服1剂，如此调理数月，始终不能停药。该患者年老体弱，气血亏虚，脾肾阳虚，应用泻下剂配合补肾润通便之品。患者间断治疗10年以上，近期仍在治疗中。

## 案二

崔某，男，52岁。因"便秘1年"前来就诊。就诊日期：2007年4月29日。

患者自述大便成形，费力难排，每次排便需半小时以上，大便带有黏液，日排2次，伴下腹及肛内坠胀疼痛难忍1年，平时进食辛辣、饮酒后感觉不适。因大便费时难解，自谓常因蹲厕久等大便而在马桶上入睡而不觉。患者曾于2006年到某医院住院治疗并行结肠镜检查，诊断为慢性结肠炎。经多位中西名医予中西药内服及保留灌肠治疗，效果不明显。因平时久服抗生素较多而虚汗淋漓，伴颈腰疼痛，胃纳尚可，舌淡红，苔微黄稍腻，脉缓无力。肛门检查示直肠黏膜明显充血水肿、肠腔变细。

西医诊断：慢性结肠炎。

中医辨治：湿秘（脾虚气滞，湿阻大肠证）。

治则：补中化湿，理气消胀。

处方：补中益气汤加减。

党参15g，黄芪15g，白术15g，茯苓15g，山药15g，薏苡仁15g，扁豆15g，白芷10g，补骨脂10g，续断10g，升麻10g，鱼腥草20g，火炭母20g，乌药20g。7剂。

5月6日二诊：患者因到外地出差，中途只服药4剂，但觉直肠坠痛减轻，大便较成形，日解2次较以往畅顺。舌淡红，微黄，脉如前。

辨证：脾虚湿阻，湿热未清。

药已有效。守上方4剂内服。另加清热化湿、行气止痛中药保留灌肠以药到病所，清利下焦湿热，标本兼治。

处方：黄连5g，败酱草20g，黄柏10g，两面针20g，徐长卿15g，白术10g，薏苡仁15g，白芷10g。每天保留灌肠3小时以上。

5月10日三诊：患者大便成形，日1次，排便明显顺畅，腹痛消失，肛内坠痛及多汗基本消退。舌淡红，微黄，脉较前有力。

辨证：脾虚湿阻，下焦湿热未清。

药已显效。继守上方内服及灌肠治疗。

5月12日四诊：患者腹痛及肛门坠痛消失，大便成形，畅顺，日排1次，停止灌肠治疗。守上方内服20天以巩固治疗。

随访3年无复发。

按语："太阴司天，湿淫所胜……大便难""湿为重浊有质之邪""湿性下趋"的理论与现代乙状结及直肠水肿导致的便秘基本吻合。广东地处岭南湿热之地，内外之湿最易侵袭人体导致便秘，因此岭南便秘者常以湿热之气兼夹而缠绵。

湿秘常起病缓慢，缠绵难愈，西医难治，中医治疗有优势。早在《素问·至真要大论》就指出"太阴司天，湿淫所胜……平以苦热，佐以酸辛，以苦燥之，以淡泄之"。因此，临床"谨守病机，各司其属"，抓病机、认主症。针对湿秘病机，确定治疗法则，若见湿则化湿是病因治疗，见秘则治秘是对症治疗，常治标不治本，而化湿浊调气机是病机治疗，见湿不治湿，采取理气健脾则湿自化；见秘不治秘，脾健气行则便自通。大便软甚至烂而难排者要让大便先成形，成形的大便有利于提高大肠的敏感性并使排便顺畅。

本案患者便秘一年余，辗转多家医院就诊，已做了全面的辅助检查，西医诊断为慢性结肠炎。一诊时，四诊合参，属于比较典型的脾虚气滞、湿阻大肠证。慢性结肠炎往往以便秘、便溏或腹泻交替出现为表现。慢性结肠炎有实有虚，或虚实夹杂。正气虚弱时，邪气容易入侵，患者二、三诊时就夹有湿热之邪。四诊见患者腹痛及肛外坠痛消失，大便成形，畅顺，日排1次，此时正气逐渐恢复，邪气已清，但脾土之本未固，故后期仍需巩固治疗。

## 案三

某男，53岁。因"便秘10日"就诊。

患者有胸腰椎（第十一、十二胸椎，第一腰椎）骨折病史，住院2周后出院，遵医嘱卧床休息，但近10天未排大便，腹胀痛，间有便意，排便不出。检查后见患者仍腹痛，舌苔黄厚而腻。辨证属血瘀气滞，拟小承气汤加桃仁、川牛膝。

二诊：连服2天复诊，患者自诉第1天服药后，腹部疼痛，排出颗粒大便数粒，次日服药后，大便先硬后软。按原方加当归、生地黄，去大黄，每日1剂。

按语：承气汤通腑泄热、破结除满、峻下存阴，为泻下剂的代表方，属于"八法"中的"下法"，"其下者，引而竭之；中满者，泻之于内"，下法可调节肠胃功能，增强肠道的蠕动，促进消化道废物及毒素的排泄，增加毛细血管的通透性，活血化瘀，并有解痉止痛消炎等作用。本案患者有骨折病史，骨伤科疾病在其病变的过程中，尤其在初、中期有气滞血瘀的病理机制，所以在治疗骨伤科疾病或骨伤科并发症的同时，常用"下法"，以承气汤为基本方加减治疗。一般伤后便秘可采用大承气汤、小承气汤治疗。正如《正体类要》云："肢体损于外，则气血伤于内，营卫有所不贯，脏腑由之不和。"脏腑不和则传导失司，糟粕积滞于内，骨伤科疾病见阳明腑实者甚多。《素问·缪刺论》云："人有所堕坠，恶血留内……先饮利药。"《理伤续断秘方》曰:"如伤重,第一用大承气汤或小承气汤。"这些都是预见伤后必有燥实内结证的理论依据。临床上若表现为腹部胀满疼痛,按之痛甚,大便干结难下,欲解不能,甚则数日不大便,午后潮热等症状,即可用大承气汤攻下实热、荡涤燥结。临床上若表现为大便不通,谵语潮热,脘腹痞满者,可用小承气汤泄热通便、破积除满。临床若热结过甚又兼气血不足者,可用黄龙汤扶正攻下以攻补兼施。

# 第六节 呕 吐

## 案一

罗某,男,70岁。因"进食后反胃呕吐半个月"前来治疗。

患者自述近期出现进食后反胃呕吐,上腹部不适,不能进食酸质食物。在香港某医院做胃镜检查,诊断为幽门部瘢痕形成不全梗阻,建议手术治疗。患者欲求中医治疗,遂来我院就诊。检查见患者一般情况尚可,略微消瘦,面色淡白,舌淡,苔白,脉弦细。为脾胃气虚、胃失和降证,以旋覆代赭汤原方加丹参以活血化瘀。

二诊:患者半个月后复诊,症状较前改善。以原方继续服用。

患者半个月后再次复诊,此后未再出现反胃呕吐之症。

## 案二

某女,45岁。因"呕吐半个月"就诊。

患者有下段食管癌病史,已做手术切除肿瘤及胃食管吻合术,手术顺利。但术后半月,患者进流食均呕吐,考虑为术后气机阻滞,升降失司,以旋覆代赭汤原方1剂。

二诊:次日,患者自述当天服药后进食,未发生呕吐现象,估计为吻合口水肿所致。予原方,再予3剂。

后随访,患者数天后进食半流质食物,未见异常。

按语：案一、案二同用旋覆代赭汤治疗取得效果。旋覆代赭汤出自《伤寒论》，"伤寒发汗，若吐若下，解后心下痞硬，噫气不除者，旋覆代赭汤主之。"证属胃虚气逆证。临床特征性表现为心下痞硬，噫气频作，反胃呕吐，吐涎沫，舌苔白滑，脉弦而虚。本方由旋覆花、人参、代赭石、甘草、半夏、生姜、大枣组成，具有降逆化痰、益气和胃的功效，是主治胃气虚弱、痰浊内阻之气逆证的首选方剂。临床应用以嗳气频作、呕呃、心下痞硬、苔白滑、脉弦虚为辨治要点。凡属胃虚痰阻之慢性胃炎、胃扩张、胃及十二指肠溃疡、幽门不完全性梗阻、神经性呃逆及胃肠吻合口狭窄等病，用之有效。如气虚重者，可加黄芪30g，黄精10g；血虚者加当归、何首乌各10g；阴虚者加沙参、麦冬各15g；阳虚者去法半夏，加熟附片10g，桂枝5g；胸痛者加延胡索10g，丹参30g；腹胀者加木香、厚朴各6g；食欲缺乏者加神曲、山楂各10g，麦芽、谷芽各20g；大便溏者，去代赭石，加白术15g，茯苓、扁豆各30g。

# 第五章　肝胆系病证

## 第一节　胁　痛

### 案一

某女，43岁。因"左上腹反复疼痛5年"前来就诊。

患者自述反复出现左上腹疼痛病史数年，发作时常伴有寒战、发热，经检查左上腹部有显著压痛，B超检查示胆囊结石，建议做手术切除。但患者不愿做手术，要求中医治疗。

处方：柴胡10g，黄芩20g，白芍20g，枳实10g，鸡内金5g，茵陈15g，金钱草30g，大黄5g，枳实10g，大枣20g。

患者服上方后发热停止，症状基本消失，仍按上方随症加减，每周服药2～3天。后随访，未见复发。

### 案二

某男，50岁。因"腹部疼痛、发热1日"就诊。

患者因胰腺炎伴发局限性腹膜炎，要求手术治疗，手术过程顺利，但术后患者发热不退，腹部疼痛，腹胀，24小时未排气，诊断为术后肠麻痹，中医辅助治疗，患者一般情况尚可，舌淡红，苔白厚腻，脉细数。诊断为术后之气未复，气机阻滞，拟大柴胡汤加减。

处方：柴胡9g，红参8g，黄芩15g，枳壳12g，白芍15g，槟榔10g，大黄10g，生姜15g，大枣20g。

患者服药数小时后，开始热退，肛门排气，排出稀便，腹胀消失。原方去槟榔，大黄减为6g，数天后诸症消失。

按语：以上两例患者均用大柴胡汤治疗，效果显著。大柴胡汤可用于少阳阳明合病，往来寒热、胸胁苦满、纳少欲呕、口苦、大便秘结之症。本方的组方原理为少阳主邪未解，正邪交争，故出现寒热往来、心烦欲呕、口苦咽干之症，外邪不解化热入里，导致胃肠受热，腑气不通，故出现大便秘结之症。证属少阳与阳明合病，治法上当和解泄热。方中柴胡清透少阳邪气，黄芩清热，大黄泻下，枳实行气导滞，与大黄相配直清里热，芍药止痛。从现代病理生理的角度来看，本方主病证当属急性，通过对本方的药理研究表明，本方能降低括约肌的张力，对胃肠平滑肌有较强的解痉作用，能抑制胃酸分泌，促进肝脏和胰腺的血流，对胰腺有保护作用。

# 第二节　黄　疸

## 案一

陈某，女，22岁。因"黄疸1日"前来就诊。

患者突发高热，巩膜黄深，小便如茶色，全身倦怠乏力，厌食，有恶心感，舌苔黄厚而腻。肝功能检查黄疸指标超过100μmol/L、谷丙转氨酶和谷草转氨酶均在200U/L以上，B超提示肝脾肿大，乙肝五项诊断为大三阳，乙肝病毒DNA异常，诊断为急性黄疸型肝炎。先以清热解毒、泻肝利胆之法。

处方：柴胡10g，茵陈15g，金银花20g，连翘5g，败酱草15g，黄芩15g，茯苓20g，白芍15g，当归5g，鸡骨草20g，大枣30g。

二诊：患者自述精神好转，胃纳改善，黄色变淡，但全身黄疸未见减轻，复查肝功能指标均有下降。于上方加山药20g、太子参15g，以扶助正气。

三诊：患者其后数周每次复查肝功能均有改善，间或于原方加薏苡仁、石斛，以益气养阴，健脾化湿。

四诊：患者治疗数月后，黄疸指数及转氨酶指标逐渐接近正常，为防止其肝炎后肝硬化，将治疗方案调整，以疏肝健脾为主，拟逍遥散加减。

处方：柴胡5g，太子参15g，白芍15g，当归5g，茯苓20g，白术15g，山药20g，薏苡仁20g，鸡骨草20g，大枣20g。

患者其后治疗予上方加金银花、薏苡仁、茵陈、败酱草之类，目前还在治疗中。

## 案二

叶某，女，68岁。因"黄疸2日"前来就诊。就诊日期：2019年4月15日。

患者既往有胆石症手术史，现胆石症复发，腹痛，睛黄，面色萎黄，无恶寒发热，无恶心呕吐，无胸闷胸痛，无腹泻，小便短黄，大便正常，舌红苔黄腻，脉滑数。

中医诊断：阳黄（湿热内蕴证）。

处方：柴胡10g，白芍20g，枳壳15g，川芎5g，香附15g，佛手15g，郁金10g，茵陈15g，金钱草20g，鸡内金5g。7剂，每日1剂。

二诊：患者1周后复诊，腹痛减轻，小便短黄好转，黄腻苔较前减轻，脉滑数。上方去川芎，加砂仁5g、白芍20g、黑枣20g。7剂，每日1剂。

按语：患者症状表现为阳黄，气郁湿滞腹部，气机不通，故见腹痛。方中柴胡行气解郁；香附、川芎为血中气药、气中血药，行气解郁；郁金，郁中之金，行气兼能利湿退黄；茵陈清热利湿，对于肝胆湿热用之有效；金钱草利湿化石；鸡内金消积化石。二诊时，患者腹痛减轻，小便短黄好转，黄腻苔较前减轻，药对症，效不更方，继续原方加减。

# 第六章　肾系病证

## 第一节　水　肿

**案一**

刘某，女，45岁。因"双下肢水肿1个月"前来就诊。就诊日期：2021年3月10日。

患者有糖尿病3年，空腹血糖12mmol/L左右，近1个月无明显诱因出现双下肢水肿，劳累后加重，自汗，盗汗，肩膀和膝盖发凉，手足心稍热，月经量少，口苦，平时口不干，吃东西时觉口干，纳可，小便频，大便2日一行，舌淡红，苔白，脉细。

西医诊断：糖尿病。

中医诊断：水肿（少阳兼里寒，血虚水盛证）。

处方：柴胡15g，黄芩10g，天花粉15g，生龙骨15g，生牡蛎15g，桂枝10g，干姜10g，当归10g，白芍10g，川芎5g，苍术10g，泽泻10g，茯苓15g，炙甘草5g。7剂。

3月17日二诊：患者下肢水肿消退，肩膀、膝盖发凉缓解，无自汗、盗汗，无口苦，大便通畅，近日头颈部皮疹瘙痒，舌淡红，苔白，脉细。辨证为湿热蕴结。

处方：薏苡仁15g，败酱草15g，桂枝10g，荆芥10g，防风10g，白蒺藜15g，天花粉15g，苍术10g，泽泻15g，茯苓15g。5剂。

3月24日三诊：患者颈部皮疹消退，下肢浮肿无反复。嘱患者继续服用上方。

按语：少阳为半表半里，是表里转变的枢机，少阳为枢，不仅是表证传里的枢机，也是三阳病传入三阴的枢机。此病是少阳兼里虚寒，血虚水盛证，柴胡桂枝干姜汤和解少阳，温中散寒，解决上热下寒征象，合用当归芍药散，养血健脾利湿，药到病除。二诊时，由于风湿热毒泛于皮肤，出现皮疹瘙痒，使用荆芥、防风、白蒺藜祛风止痒，薏苡仁、苍术、泽泻、茯苓燥湿利湿，败酱草清热解毒，切中病机。

## 案二

罗某，男，55岁。因"反复水肿4年，加重1周"前来就诊。就诊日期：2021年2月5日。

患者自述水肿4年，反复发作。近日水肿加重，畏寒肢冷，腰背酸痛，恶心厌食，泄泻，尿少。西医诊断为肾功能衰竭、尿毒症。会诊见患者面色灰白而浮肿，表情淡漠，舌淡胖，苔白厚而滑，脉沉缓无力。

辨证：肾阳虚衰，浊气上逆。

治法：回阳救逆。

处方：人参15g，附子7.5g，桂枝7.5g，白芍15g，茯苓皮50g，干姜10g，冬瓜皮50g，炙甘草10g。6剂，水煎服。

二诊：患者服药后尿量变多，水肿渐消，恶心厌食已除，但泄泻未止。守方加白术25g、大腹皮15g。6剂，水煎服。

三诊：药后诸症皆除。守方更进7剂。

四诊：患者病情稳定，嘱用金匮肾气丸药与汤药交替服用1年。

按语：宗《内经》之旨，师仲景之法，开鬼门用越婢汤；洁净府用五苓散、五皮饮；去菀陈莝用实脾饮、己椒苈黄汤。用真武加参附汤以救肾中之真阳，更加冬瓜皮、茯苓皮以利水消肿，故阳复而阴翳自除，用金匮肾气汤、丸交替使用，以善其后。

## 案三

李某，男，75岁。因"反复双下肢浮肿3个月"来诊。

患者3个月前无明显诱因出现双下肢浮肿，予对症治疗后症状缓解不明显（具体不详），今日至我院门诊就诊。现症见神志清，精神可，双下肢浮肿，右足趾麻木，膝部酸软，双下肢水肿，纳可，眠差，小便量偏多，夜尿3次，无肉眼血尿，大便稀，日行2～3

次。患者既往有高血压病史2年余，长期服药，血压控制可。舌淡红，舌边常见齿痕，苔薄白，脉细弱。尿液检查结果示尿酸碱度7.5，尿隐血弱阳性，尿微白蛋白80mg/L。其余检查未见明显异常。

西医诊断：水肿、肾病综合征？高血压病2级。

中医诊断：水肿（脾虚湿困证）。

治法：健脾补气，利水消肿。

处方：党参10g，白术10g，白扁豆20g，陈皮15g，山药15g，莲子30g，薏苡仁20g，女贞子15g，墨旱莲15g，甘草5g，鸡内金20g，砂仁5g。7剂。

二诊：患者服上方后复诊，患者神志清，精神可，双下肢浮肿好转，偶有右足趾麻木，膝部酸软，纳可，眠差，小便量偏多，夜尿2～3次，无肉眼血尿，大便稀，日行2～3次。舌淡红，舌边常见齿痕，苔薄白，脉细弱。

处方：党参10g，白术10g，白扁豆20g，陈皮15g，山药15g，莲子30g，薏苡仁20g，女贞子15g，墨旱莲15g，甘草5g，鸡内金20g，砂仁5g，泽泻20g，木瓜10g，土茯苓10g。7剂。

按语：脾虚湿困水肿，是水肿常见的证型，早在《内经》时期，中医学对水肿已有了较为系统的认识。《内经》中出现了风水、石水、涌水的名称，对水肿症状已作详细描述，如《灵枢·水胀》云："水始起也，目窠上微肿，如新卧起之状，其颈脉动，时咳，阴股间寒，足胫肿，腹乃大，其水已成矣。以手按其腹，随手而起，如裹水之状，此其候也。"《素问评热病论》云："诸有水气者，微肿先见于目下也。"对于水肿的病机病位，《素问·至真要大论》云："诸湿肿满，皆属于脾。"《素问·阴阳别论》云："三阴结谓之水。"《素问·水热穴论》云："故其本在肾，其末在肺……肾者胃之关也，关门不利，故聚水而从其类也。上下溢于皮肤，故为胕肿……水病下为胕肿大腹，上为喘呼不得卧者，标本俱病，故肺为喘呼，肾为水肿，肺为逆不得卧，分为相输俱受者，水气之所留也。"《金匮要略》按表里上下把水肿分为风水、皮水、正水、石水、黄汗5种类型，又由五脏发病的机制与证候，言及心水、肝水、肺水、脾水、肾水。《中脏经》认识到水肿病危重难愈，指出："人中百病，难疗者莫过于水也。水者，肾之制也……三焦壅塞，荣卫闭格，血气不从，虚实交变，水随气流，故为水病。"《诸病源候论》将水肿分成"十水候"，同时指出了水肿与肾、脾、胃三脏密切相关，其言："肾者主水，脾胃俱主土，土性克水，脾与胃合，相为表里。胃为水谷之海，今胃虚不能传化水气，使水气渗液经络，浸渍脏腑。脾得水湿之气，加之则病，脾病则不能制水，故水气独归于肾。三焦不泻，经络闭塞，故水气溢于皮肤，而令肿也……水病有五不可治，第一唇黑伤肝，第二缺盆平伤心，第三脐出伤脾，第四足下平满伤肾，第五背平伤肺……脉沉者水也，脉洪大者可治，微细者死……水病者，由肾、脾俱虚……令人上气、体重，小便黄涩，肿处按之随手而起是也。"

本案患者年老体衰，脾土不健，病邪入里，脾气不足，运化失职，水湿泛滥，精微不敛，脾主四肢，则见肢体浮肿；脾虚湿困，故见便溏；侵犯肌体，故见膝部酸软。舌淡红，舌边常见齿痕，苔薄白，脉细弱可见于脾虚湿困证。水肿乃肺、脾、肾三脏气化失司，而导致水液泛滥肌肤。中医治法以健脾补气、利水消肿为原则，方拟参苓白术散加减。

# 第二节 淋 证

林某，女，55岁。因"反复尿频、尿急半月余"前来就诊。

患者既往有双肾结石病史多年，长期有结石梗阻伴感染，曾多次在外院行肾结石微创手术治疗，经治疗后症状好转，偶有尿频、尿急症状，腰部酸软，舌淡，苔薄白，脉细。外院B超检查结果提示双肾小结石（6mm），尿液检查结果提示白细胞升高（++），尿培养提示无乳链球菌感染、未见真菌。中医辨证为脾肾两虚，予补益脾肾，方拟六味地黄丸加金银花、连翘、石斛，经服用中药治疗后症状好转，近4个月未再复发。近日，上述症状再发，舌淡红，苔白腻，脉弦滑。

西医诊断：慢性肾盂肾炎。

中医诊断：淋证（脾肾两虚证）。

处方：黄芪30g，白术15g，茯苓15g，稻芽15g，鸡内金15g，山药30g，党参15g，桑寄生20g，木香10g，金银花20g，醋龟甲15g。10剂，水煎服。

按语：患者既往有反复双肾结石并梗阻感染病史，长期肾脏感染导致肾脏慢性炎症改变，肾盂扩大、畸形，肾实质及乳头部有瘢痕形成，肾髓质变形，肾盏黏膜及输尿管管壁增厚，严重者肾实质广泛萎缩，以此为基础，导致肾盂肾炎反复发作，迁延难愈。中医认为，患者尿频、尿急、腰酸，舌淡红，苔白腻，脉弦滑。四诊合参，中医辨证为淋证，证属脾肾两虚证。淋证初起，虽多因于热，但患者久淋不愈，湿热留恋膀胱，由腑及脏，继则由肾及脾，脾肾受损，正虚邪弱，故可见患者虽有尿频、尿急症状，偶有腰酸，但发作不频，症状不重，且治以补益脾肾之六味地黄丸加减后，症状好转。但患者久病脾肾两虚，体质较弱，多有易感因素导致疾病反复发作，故可见患者虽经治疗后症状好转，但容易反复发作，治疗上应遵从实则泻之，虚则补之，予无比山药丸配以补益肾脏等药物，治以补益脾肾。患者病情反复迁延，如治疗得当，多可改善症状，减少复发，否则会反复发作，病程加重，导致水肿、癃闭之证。

# 第三节　遗　精

张某，男，27岁。因"遗精1年余，加重半个月"前来就诊。就诊日期：2021年3月6日。

患者1年余前因工作压力大，出现睡梦中遗精，每周3次以上，平素易上火，自觉口干，神疲乏力，全身发热，易出汗。自服补肾药物（具体不详），效果欠佳。半个月前，遗精次数增多，遂来我院就诊。现患者全身乏力，腰膝酸软，汗出，口干，夜梦多，尿中带有泡沫，大便稀，舌红，少苔，脉细数。

西医诊断：前列腺炎。

中医诊断：遗精（阴虚火旺证）。

治法：补肾填精，滋阴降火。

处方：熟地黄10g，生地黄10g，牡丹皮10g，山茱萸10g，泽泻10g，茯苓15g，知母20g，枸杞子10g，锁阳15g，淫羊藿15g，酒黄精15g，煅牡蛎20g（先煎），人参片10g。7剂，每日1剂，温服。

3月13日二诊：患者自述服药后遗精3次，醒后自觉乏力，腰膝酸软，汗出减轻，睡眠改善，夜梦减少，口干，小便黄，大便调。舌红，少苔，脉细数。守原方加减。

3月20日三诊：患者遗精次数明显减少，无明显乏力，腰酸腿软改善，仍觉轻微口干，小便黄。舌红，少苔，脉细数。续守原方。

按语：遗精是指不因性生活而精液自行频繁泄出为主要特点的病证。其中，因梦而遗精的称为"梦遗"；无梦而遗精，甚至清醒时无性刺激情况下精液流出的称为"滑精"。遗精次数每周2次以上，伴有头昏、精神萎靡、腰膝酸软、失眠等症，属于病态。《诸病源候论》云："肾气虚损，不能藏精，故精漏失。"后世医家在治疗上提出了滋阴降火、补脾化湿、清利湿热、益气提升的治则。本病的基本病机总属肾失封藏，精关不顾。病位在肾，与心、肝、脾密切相关。该患者病程较长，肾精亏损，阴亏而致虚火上炎，则见发热、口干、夜梦多；脑为髓之海，精亏脑髓失养，则神疲乏力。故治疗上予以六味地黄汤加减，补肾填精，滋阴降火。方中加入知母清热泻火；枸杞子、淫羊藿、酒黄精加强补肾益精之效；煅牡蛎潜阳补阴，重镇安神；人参片补气固汗。

# 第四节 早 泄

董某，男，23岁。因"早泄1年余"前来就诊。

患者婚后未避孕已1年余，每次房事与妻子接触即泄，性生活不足2～3分钟，夫妻关系颇受影响。性生活时间过短，并伴有腰痛腰酸，畏寒怕冷，小腹坠胀，排尿不爽，神疲倦怠，纳谷乏味。舌淡，苔白有齿痕，脉沉细。辨证为中气不足，肾阳衰惫。

处方：

（1）黑顺片10g，山茱萸10g，熟地黄10g，牡丹皮10g，桂枝10g，山药15g，茯苓10g，党参20g，白术10g，陈皮10g，炙甘草5g，巴戟天15g。14剂。

（2）中成药：补中益气丸。

二诊：患者服药后早泄好转，性生活可持续5分钟以上，余症消失。嘱患者继续服用上方。

三诊：患者早泄明显好转，性生活可持续10分钟以上。

按语：早泄，临床颇为多见，一般是指性生活之始，甚者在交接之前，精液提前泄出而致不能进行正常性生活。历代医家认为该病病机为肾虚，多有效验，但临床亦有从肾论治无效者，我们应转换思路，辨证施治。补中益气丸出自《脾胃论》，用于治疗脾胃气衰，中气不足。早泄病机与中气亏虚、摄精无权密切相关，脾为后天之本，气血升降之枢，补中益气丸可补中益气，中气足，则固摄有权。金匮肾气丸源于《金匮要略》，功善温补肾阳。早泄一症，多因肾寒失于封藏，而致精关不固，故用金匮肾气丸温补下元，固涩精关。患者先天之本不足，后天之本不续，其先天之精必赖后天之脾滋养，然后天必以先天为主宰，二者在生理上相互资助，相互促进，在病理上相互影响，今脾肾两虚，故用补中益气丸以益气摄精。金匮肾气丸以温肾阳，固涩精关。二药配伍，脾肾同补，标本兼治，取得良效。

# 第七章 气血津液病证

## 第一节 郁 证

### 案一

某女，17岁，高中三年级学生。因"情绪异常1个月"前来就诊。

患者学习成绩一向优异，现在某重点高中重点班学习，准备高考。近期老师发现患者测试成绩明显退步，且情绪异常，常默默不语。检查见患者表情冷漠，面色略显苍白，手足欠温，但对答合理，舌淡，苔白黄厚腻，脉弦细。患者思虑过度，精神紧张，肝气郁结，心阴不足，拟柴胡加龙骨牡蛎汤去铅丹、桂枝，加石菖蒲、远志。

患者服药后精神逐渐好转，学习成绩恢复。治疗前后不足2个月，后考入某重点大学。

按语：柴胡加龙骨牡蛎汤出自《伤寒论》，用于治疗"伤寒八九日，下之，胸满烦惊，小便不利，谵语，身重，不可转侧"之证。从临床表现来看，当属邪留三焦、枢机不利、虚实互见之证。本方是在小柴胡汤的基础上加铅丹、龙骨、牡蛎等重镇安神之品，以大黄泄阳明经热，从而达到和解表里、清气泄热、重镇安神、扶正祛邪的目的。

### 案二

莫某，女，72岁。因"心烦懊𢙐持续2年，加重1个月"就诊。

患者2年前出现心烦懊𢙐持续发作，近1个月逐渐加重。西医诊断为神经症，服用镇静安神药，未见好转，转求中医治疗。刻下症见心烦，苦不堪言，家人细心照顾，亦不能称其心，反遭呵斥，烦躁不宁，焦虑不安，烦躁时欲用棍棒捶击胸腹，方觉舒畅，脐部筑动上冲于心，筑则心烦愈重，并有脘腹胀满如物阻塞之感，伴失眠，惊惕不安，呕恶纳呆，大便不调，溺黄。舌尖红，苔腻，脉弦滑。予栀子厚朴汤。

患者服药后上述症状已减十之八九，守方3剂而愈。

按语：本案患者以"心烦懊侬持续2年，加重1个月"来就诊。通过各项辅助检查，确无明显异常，因此西医诊断为神经症。中医四诊合参，本案乃热郁胸膈，下及脘腹，故症以心烦懊侬、脘腹胀满为主。虽有腹满，而无疼痛拒按、大便不通等，是无形邪热郁结胸膈兼腑气不通，治宜清热除烦、宽中消满，方选栀子厚朴汤。

# 第二节 消 渴

黄某，男，58岁。因"口苦舌干1个月"就诊。

患者自述口苦舌干1个月，舌苔呈黑色，大便软每日1~2次，长期饮酒。舌红，有散在长条状黑苔，黏腻，脉迟。空腹血糖16.30mmol/L，糖化血红蛋白11.1mmol/L。

诊断：黑苔糖尿病。

辨证：胃热伤阴证。

治法：清热凉血，滋阴降火。

处方：黄连10g，枳实5g，竹茹5g，甘草5g，生石膏50g（先煎），知母15g，麦冬15g，葛根20g，干石斛15g，天花粉15g，栀子10g。

二诊：患者服药后，黑苔已减半，口苦口干明显减轻，口渴欲饮，夜尿1次。

治法：清热凉血，养阴生津。

处方：黄连10g，枳实5g，竹茹5g，甘草5g，生石膏50g（先煎），知母15g，麦冬15g，葛根20g，干石斛15g，天花粉15g，栀子10g，生地黄30g，地骨皮15g。

三诊：患者舌苔黑色消失，苔薄黄，左舌面1/4无苔，口苦口干基本消失，口渴欲饮减轻，间有夜尿1次。守上方继服5剂。

按语：糖尿病是一种由多病因引起的以慢性高血糖为特征的代谢性疾病，是由于胰岛素分泌和（或）作用缺陷所引起的，常见分型分为1型糖尿病和2型糖尿病，糖尿病诊断标准为空腹静脉血糖≥7.0mmol/L、餐后2小时血糖≥11.1mmol/L，或者OGTT葡萄糖耐量试验2小时血糖≥11.1mmol/L，或随机血糖大于11.1mmol/L加糖尿病症状，该症状指多尿、烦渴多饮和难以解释的体重减轻。

糖尿病在中医属于"消渴病"范畴，消渴病的病因较复杂，禀赋不足、饮食失节、情志失调等原因均可导致消渴。消渴的病位在肺、胃、肾，尤以肾为关键。其病性为本虚标实，病机主要在于阴津亏损，燥热偏盛，而以阴虚为本，燥热为标，两者互为因果。消渴病日久，则易发生以下两种病变：一是阴损及阳，阴阳俱损；二是病久入络，血脉瘀滞。血瘀是消渴病的中医病机之一，往往贯穿消渴病的始终。从消渴病的病位分型来看，分为上消、中消、下消。本案患者抽血检查结果为空腹血糖16.30mmol/L，糖化血红蛋白11.1mmol/L，糖尿病诊断明确，中医辨病当属消渴。中医辨证多由灰苔或焦黄苔发展而来，常见于疫病严重阶段，主里证，或为热极，或为寒盛。若苔黑而燥裂，甚则生芒刺，多为热极津枯；若苔黑而滑润，多属寒盛阳衰。我们在临床上应该根据实际出发，而不是拘泥于课本表象。

初诊时，患者长期饮酒，朱丹溪云："《本草》只言其热而有毒，不言其湿中发热，近于相火，大醉后，振寒战栗者可见矣。又云酒性喜升，气必随之，痰郁于上，溺涩于下，肺受贼邪，金体大燥，恐饮寒凉，其热内郁，肺气得热，必大伤耗。其始也，病浅，或呕吐，或自汗，或疼痒，或鼻齄，或自泄，或心脾痛，尚可散而出也；病深，或消渴，为内疽，为肺痿，为内痔，为鼓胀，为失明，为哮喘，为劳嗽，为癫痫，为难明之病，倘非具眼，未易处治，可不谨乎？"可知其湿热内盛，患者舌苔黑色，口苦舌干，大便软每日1～2次，中医辨证提示热甚伤阴，津液分布不均，因舌苔由胃气所生，而五脏六腑皆禀气于胃，其变化可反映脏腑的寒热虚实、病邪的性质和病位的深浅，被称为"中医的胃镜"。综合患者的症状及舌脉，辨证为胃热伤阴，但可以看出，阴液未耗竭，故初诊时治以清热凉血，滋阴降火。方中黄连、生石膏清热燥湿；知母清热泻火，滋阴润燥；天花粉、葛根、麦冬生津止渴；干石斛益胃生津，滋阴清热；栀子清热利湿，凉血解毒；枳实、竹茹清热化痰；甘草调和诸药。以此方清胃热、益胃阴，以求症随药解。

二诊时，患者黑苔已减半，口苦口干明显减轻，口渴欲饮，夜尿1次。从其舌苔来看，胃热已清除大半，但仍有残余，此时胃热未清，阴液仍有耗伤，故仍需巩固治疗，患者口渴欲饮，大量饮水致其夜间小便，故需加强养阴生津之品。二诊方药与初诊方对比，加了生地黄，以清热凉血、养阴生津，加地骨皮清热凉血除蒸。二诊方剂与初诊方区别不大，首方以清热为主，二诊则在此基础上加强了养阴，先祛邪，再补正，过早的补益，会致滋补邪气，太晚补益，正虚邪恋，则病程缠绵。所以正确辨证分析，合理用药，以求在正确时机用药。

三诊时，患者舌苔黑色消失，苔薄黄，左舌面1/4无苔，口苦口干基本消失，口渴欲饮减轻，间有夜尿1次。从患者的症状和体征来看，胃热已基本消除，左舌面1/4无苔，继续守方5剂，力求清热养阴，病证痊愈。

# 第三节　汗　证

## 案一

刘某，女，51岁。因"反复自汗出3年"来诊。

患者自诉3年前自汗出，汗多时浸汗的毛巾可拧出水。刻下症见自汗出，恶风，纳可，二便调。舌淡红，苔薄白，脉细滑。诊断为汗证（自汗），证属营卫不和。予调和营卫。

处方：桂枝汤。

桂枝10g，白芍10g，生姜5g，大枣10g，炙甘草5g。3剂，水煎服。

二诊：患者服药后自汗出明显好转。效不更方，再予3剂。

三诊：患者服药六剂后，自汗出痊愈。

按语：常有气虚自汗，阴虚盗汗之说。但本案患者虽反复自汗出3年，但纳可，二便调，且舌脉无异常，表明脏无他病，因而并无气虚或阴虚的表现。与《伤寒论》中"荣气和者，外不谐，以卫气不共荣气谐和故尔"，即营卫不和。按文取药，故起效。

### 案二

刘某，女，34岁。因"反复恶寒汗出10余日"来诊。

患者因感冒自服退烧药，体温下降，但仍恶寒、汗出，微发热，问诊于吾。刻下症见汗漏不止，虽值盛夏，但汗出清冷质稀，动则尤剧，疲倦，小便量少，手足时时拘挛疼痛。舌淡，苔薄白，脉沉弱。以扶阳解表法，拟桂枝加附子汤。

处方：桂枝10g，白芍15g，生姜10g，大枣10g，炙甘草5g，炮附子10g（先煎）。3剂，水煎服。

二诊：患者服药后，症状明显缓解，守方3剂而愈。

按语：本案患者因感冒，自服退烧药，遂恶寒汗出，汗漏不止，清冷质稀，乃发汗太过，损伤阳气，卫表不固所致。属于中医汗证（自汗）范畴。由于汗多伤阴，膀胱津少，故小便量少。阳虚不能温煦，阴伤失于濡养，致筋脉失养，故手足时时拘挛疼痛。汗多，动则尤甚，虚也。恶寒微热，为表证未罢，兼太阳中风表虚。舌淡，苔薄白，脉沉弱，为阴阳不足兼表之征。治以扶阳解表，施桂枝加附子汤，即"太阳中风兼阳虚漏汗证"之意也。感冒发热，当代患者常喜用退热药，若素体阳虚，容易导致漏汗、自汗等证，吾讲课多年常问各级各类医务人员感冒发热之时如何处置？不少医者，仍首当其冲使用退烧药，未能如仲景之法应对之，甚惜！

# 第四节 厥 证

王某，男，45岁。因"发作性意识丧失1个月"就诊。

患者自述以前曾见人出现过突然意识丧失，1个月前患者紧张时突然出现意识丧失，当时无四肢抽搐。后反复发作多次，近10天每天发作1次，发作时耸肩头摇，四肢无抽搐，无外伤史，无发绀等表现，紧张时多发作。

体格检查：神志清楚，检查欠合作，体位被动，对答欠切题，时间、地点、人物定向力完整，理解力、记忆力、计算力下降。双眼球各方向运动灵活充分，辐辏反射灵敏，无眼震及复视。双侧瞳孔等大正圆，直径2.5mm，对光反射及调节反射灵敏。双侧面部痛触觉对称正常，双颞、咬肌有力对称，张口下颌不偏，左侧角膜反射稍迟钝。双侧额纹对称，闭目、鼓腮对称，听力粗测正常。悬雍垂居中，双软腭上抬有力对称，咽反射正常。抬头正常，双侧转头耸肩有力对称，胸锁乳突肌无萎缩。伸舌左偏，未见舌肌萎缩及肌束颤动。双侧肱二头肌腱反射、肱三头肌腱反射、桡骨膜反射（++），双侧膝反射（++）。双侧腹壁反射对称正常。双侧肱二头肌腱反射、肱三头肌腱反射、桡骨膜反射、尺骨膜反射、膝反射、跟腱反射（++）。双髌阵挛、双踝阵挛未引出。双侧巴宾斯基征（-）。舌红，苔薄白，脉弦。MRI检查结果示颅脑未见异常。

西医诊断：癔症。

中医诊断：气厥（气机郁闭证）。

治法：疏肝理气，解郁安神。

处方：柴胡10g，党参20g，茯苓15g，白术15g，法半夏15g，小麦30g，合欢皮30g，郁金10g，石菖蒲10g，远志10g，川芎15g，枳壳10g。

嘱患者调饮食，慎起居，忌生冷。

按语：本案患者以发作性意识丧失、无四肢抽搐为主症，追问病史，患者自诉以前见人发作过，因此自己也会发作，发作时无外伤史，无缺氧表现，目前看没有癫痫发作的表现，癫痫发作后多有病理征阳性，但本案患者病理征阴性，脑炎引起的抽搐会很严重，但本案患者没有脑炎病史，临床表现也不支持，血管畸形定位灶引起类似发作，本案也不支持，本案还有一个特点，就是患者越是紧张发作越频繁，表现越严重。中医诊断为气（郁）厥，与脏躁病相鉴别，皆与情绪等相关，气机郁闭所致，与西医学"癔症"相当。

# 第五节　虚　劳

患者，女，33岁。因"精神不佳伴表情呆滞3个月"就诊。

患者大学毕业后去国外求学，近期自觉精神不佳，且表情呆滞，纳食减少，初时认为是"水土不服"，但各方求治无效，现求中医治疗。检查见患者面色苍白，面部浮肿，自诉近半年来月经失调，量少，现已2个多月未来。患者有甲状腺功能亢进症病史，口服碘-131治疗，心跳、手颤等症状逐渐消失，之后未有任何治疗措施。后出现月经失调、推迟、量少，且精神状态差，注意力不集中，出现面部及四肢浮肿，确诊为甲状腺功能减退。中医辨证为脾肾阳虚证，拟理中汤加减。

处方：人参5g，白术10g，干姜6g，附子8g，肉桂3g，牡蛎30g，海藻20g，甘草3g。

二诊：患者服上方后精神好转，饮食增加。予上方加山茱萸、菟丝子之类。

三诊：患者经调理2个多月后，月经来潮，但量少，仍按原方继续服用。其后复查甲状腺功能五项，基本正常。治疗半年以上，基本恢复。

# 第八章　肢体经络病证

## 第一节　痹　证

刘某，男，34岁。因"腰背包块肿痛伴肢体乏力半年"就诊。

患者半年前因肢体乏力、肌肉发紧、上肢麻木到当地医院就诊，行颈椎MRA及血管介入检查示脊髓内血管畸形，行血管介入治疗。刻下症减肢体乏力，肌肉发紧，上肢麻木，腰背肿痛，局部包块如鸡蛋黄大小，上臂肌肉僵硬、肿胀、发紧，无四肢抽搐、小便失禁。舌淡红，苔薄白，脉弦。

中医诊断：脊痹（痰瘀痹阻证）。

治法：益气活血，健脾涤痰，通络止痛。

处方：黄芪45g，党参20g，茯苓15g，苍术15g，九节茶20g，姜黄15g，薏苡仁30g，牛膝10g，黄柏15g，七叶莲20g，甘草10g，当归15g。

嘱患者调饮食，慎起居，忌生冷。

按语：本案患者以腰背肿痛、局部包块、肢体麻木为主症，颅脑部无明显异常体征，本案以腰痛为主要表现，中医诊断为脊痹。脊痹多因痰瘀痹阻，治以益气活血、健脾涤痰、通络止痛，予益气活血、涤痰、通络止痛之剂。方中当归、党参、茯苓、苍术健脾益气；牛膝活血通络；苍术、九节茶、姜黄清热祛湿，舒筋通络以解除疼痛。

# 第二节　痿　证

林某，男，57岁。因"左侧上肢乏力1个月"就诊。

患者1个月前用力抬举后出现左侧上肢乏力，抬举困难，不能持物，上臂肌肉僵硬、肿胀、发紧，左上肢麻木，无颈痛及肩痛。到当地医院就诊，X线检查示颈椎退行性变、项韧带钙化；颅脑MRI检查示颅脑未见异常。为进一步系统诊治，遂由急诊科拟"左侧上肢乏力查因（臂丛神经损伤）"收入院做进一步治疗。入院时症见左侧上肢乏力，伴麻木感，不能持物，伴上臂肌肉僵硬、肿胀、发紧，无颈痛及肩痛，无四肢抽搐、小便失禁。神志清楚，检查合作，对答合理，定向力、理解力、判断力、记忆力、计算力正常，言语不利。自主神经系统检查未见异常。左侧上肢近端肌力3级，远端肌力3级，肌张力正常，左前臂屈力减弱，左腕关节、掌指关节屈伸困难，腕关节下垂，左拇指不能外展，右侧肢体肌力正常，双侧腹壁反射对称正常。左上肢浅感觉减退，下肢感觉过敏，右侧肢体痛觉存在，深感觉未见异常。左侧巴宾斯基征（＋），右侧巴宾斯基征（－）。舌暗红，苔薄白，脉沉细。

中医诊断：痿证（气虚血瘀证）。

治法：补脾益气，活血通络。

处方：黄芪45g，党参20g，茯苓15g，白术15g，白芍20g，毛冬青30g，秦艽15g，羌活15g，九节茶20g，徐长卿15g，甘草10g，牛膝10g。

嘱患者调饮食，慎起居，忌生冷。

按语：本案患者以左侧上肢乏力为主症，中医属痿证，查体见左侧上肢近端肌力3级，远端肌力3级，肌张力正常，右侧肢体肌力正常，左前臂屈力减弱，左腕关节、掌指关节屈伸困难，腕关节下垂，左拇指不能外展，对指试验阳性。目前诊断不明，考虑臂丛神经损伤可能性大。本案中医辨病为痿证，肌张力下降属脾气虚；舌暗红，苔薄白，脉沉细，表明有瘀。故本案属气虚血瘀证，治以益气活血通络。予健脾益气、活血通络之剂。方中黄芪、党参、茯苓、白术健脾益气。

# 第三节　颤　证

刘某，男，60岁。因"双上肢震颤2月余"就诊。

患者平素体弱，近2个月无明显诱因出现双上肢震颤，进行性加重。现四肢不温，时有心悸，畏寒怕冷，神疲乏力，胸闷气短，腹胀便软，小便不利。心电图检查正常，尿常规检查未见异常。舌淡，苔润滑而灰，脉沉弱。综合舌脉证，辨为肢颤之肾阳虚水泛证。治宜温阳利水，方选真武汤治疗。

按语：双上肢震颤多由肝风内动引起，而患者并无肝风内动之征，显非该证。其伴有心悸、小便不利、四肢不温、畏寒怕冷等症状，与《伤寒论》中"心下悸，头眩，身瞤动，振振欲擗地者，真武汤主之"颇为切合，均系少阴阳衰、水气泛溢肢体经脉所为。该患者平素体弱，加之年老体衰，少阴阳气虚衰，不能制水，水气泛滥，外溢经脉，则见双上肢震颤。上凌于心，则见心悸，胸闷气短。下及膀胱，气化不行，则见小便不利。肾阳虚失温，则出现四肢不温，神疲乏力，畏寒怕冷。肾病及脾，则腹胀便软。舌淡，苔润滑而灰，脉沉弱等均为阳虚之征。

# 第四节　腰　痛

何某，女，75岁。因"腰痛数天"就诊。就诊日期：2019年4月1日。

患者既往高血压病史多年，外院检查提示肾结石，无尿频、尿急、尿痛、呕吐、恶寒发热、头晕、头痛等不适，大便正常，纳眠可。舌淡红，苔黄腻，脉滑。

西医诊断：肾结石。

中医诊断：腰痛（湿热内蕴证）。

处方：半夏白术天麻汤加减。

天麻15g，法半夏5g，竹茹15g，白芍20g，白术15g，枳壳10g，钩藤20g，海金沙15g（包煎），金钱草30g。5剂，每日1剂。

二诊：患者10天后复诊，已无明显腰痛，无头晕，血压180/80mmHg。

处方：天麻15g，钩藤20g，葛根20g，白芍20g，茯苓20g，薏苡仁20g，木香5g，秦皮15g，地骨皮20g，桑寄生20g，杜仲20g。7剂，每日1剂。

三诊：为巩固治疗效果，患者再次前来复诊，自称无头痛，无腰痛，余无明显不适，血压180/80mmHg。

处方：天麻15g，钩藤20g，葛根20g，白芍15g，天冬15g，丹参20g，茯苓20g，泽泻15g，地骨皮20g，桑白皮15g，神曲5g，山楂15g。7剂，每日1剂。

按语：本案患者长期患高血压，外院检查提示肾结石，现腰痛，舌淡红，苔黄腻，脉滑，证属湿邪内蕴，以半夏白术天麻汤加减，以健脾化痰。患者腰痛为结石不通导致的肾筋膜挛急，重用白芍、钩藤柔肝止痉，缓解筋膜挛急；重用海金沙、金钱草利湿通淋化石。复诊时患者已无明显腰痛，故着重治疗高血压，仍以半夏白术天麻汤加减，加桑寄生、杜仲补益肝肾，葛根升清阳，山楂、神曲化浊邪。

# 第九章 皮肤科病证

## 案一

某女，17岁，学生。因"荨麻疹1年"前来就诊。

患者既往有荨麻疹病史。近一年来，每服鸡蛋、牛奶，甚至吃面包及富含蛋白质食物即发病。服用激素等抗过敏药物治疗症状可控制，但停药后又复发，全身瘙痒，起风团，发作时常伴有隐痛或疼痛，腹泻，水样便，甚或恶心呕吐，特求中医治疗。患者一般状况良好，全身多处搔抓痕迹，划痕试验阳性，舌脉无异常。过敏原检查结果示包括鸡蛋、牛奶，多种蛋白质及小麦均为过敏反应阳性。拟五积散加减，去"二胡"，加麻黄、葛根。

患者1周后复查，患者感觉效果非常显著。仍按原方加减，嘱患者逐步进食鸡蛋、牛奶、面包等。患者服药数周内未见复发，逐渐减少每周服药天数，由每周服药7天递减为每周服药5天、4天、3天，各种食物照常服用。未见发作。停药半年左右，复发，仍按原方加减以控制。后随访，一年多未见复发。

## 案二

某男，46岁，教师。因"胸肋部疼痛伴带状疱疹4个月"就诊。

患者自述数日前患胸肋部带状疱疹，经治疗后局部疱疹已吸收，但病变部位仍有剧烈疼痛，服西药止痛药、维生素已超过3个月，疾病未见改善，对日常生活工作带来严重的影响。检查见患者一般情况尚好，除右侧胸肋部有大片色素沉着外，几乎无症可辨，遂拟九味羌活汤，加钩藤、葛根。

二诊：患者服药1周后，症状开始缓解，予原方加威灵仙、细辛。

患者继服上方数周后，症状消失。

## 案三

某男，65岁。因"左侧头颞部疼痛5天"前来就诊。

患者自述左侧头颞部疼痛已5天，先后曾在多家医院就诊，服用西药不见好转，故转求中医治疗。患者左头颞部疼痛，呈持续性，且渐加剧。检查见患者头面部有数个水疱样疹，诊为头面部三叉神经带状疱疹。拟银翘白虎汤加减。

处方：金银花20g，连翘6g，板蓝根15g，黄芩15g，青天葵12g，白芷10g，防风15g，甘草5g。

患者服药1剂后，次日复诊。患者左侧面额部出现大量的疱疹，但疼痛已明显减轻，以上方稍加减。七八天后，收到患者来信，已基本愈合。再过数天，患者来信告知已痊愈，并表示感谢。

## 案四

卢某，男，92岁。因"腰骶部疼痛伴水疱疹1周"前来就诊。

患者自述起病之初为腰骶部疼痛，且逐渐加重，曾在西医门诊治疗，诊断为老年腰椎退行性病变，曾服用止痛药，未见明显效果，按压可使疼痛加重，腰骶部出现水疱疹，且范围逐渐扩大，现水疱遍布臀部及会阴部，部分疱疹破裂，局部大量渗出，生活极为不便，转求中医治疗，考虑到患者年事已高，抗病能力弱，一方面是邪气亢盛，另一方面是正气不足，拟普济消毒饮加人参。

处方：柴胡5g，升麻5g，川黄连5g，黄芩15g，板蓝根20g，连翘5g，玄参15g，红参5g，甘草5g。每日1剂，连服3天。

二诊：患者服上药3天后，自觉疼痛症状减轻，部分水疱开始干结，未见新出的疱疹。于上方再加金银花20g。

三诊：患者服药1周后，大部分疱疹已消退吸收，但此时病变部位疼痛加剧，有烧灼感，再于上方加生地黄20g、细辛3g、威灵仙15g。

患者病情日渐改善，剂量亦随之减少，治疗1个月以上，诸症消失。

## 案五

某男，40岁。因"结节性红斑3年"前来就诊。

患者自述3年前开始发现双下肢散在性斑，初起时局部有小水疱疹，周边红肿发硬，水疱破裂后结痂。痂皮脱落后局部硬结不消，双下肢满布大小不等之红斑。高出皮下成结节，先后在香港、深圳、广州等地治疗，服用激素药物可以缓解，经本院职工介绍求诊。患者一般情况好，现下肢有大小不等的结节样红斑，从局部反映整体，当属湿郁蕴内，阳气阻遏，血脉不畅，需升散郁热，通阳散结，寒温并用，内外兼施，故以麻黄升麻汤加减。

处方：麻黄8g，升麻10g，当归5g，白芍15g，桔梗10g，知母18g，黄芩15g，桃仁15g，生地黄20g，红花10g，甘草5g。

数周后复诊，患者局部皮损似有改善，仍按原方稍做加减。治疗数周后，未再出现新的皮疹水疱，其后于原方中加毛冬青30g。数月后皮损大部分修复，皮下硬结逐渐消失。患者定时服用上方达半年以上，原本皮损与硬结不再出现，大部分皮肤恢复正常。至今已达10年以上，未见复发。

按语：《伤寒论·辨厥阴病脉证并治》云："伤寒六七日，大下后，寸脉沉而迟，手足厥逆，下部脉不至，咽喉不利，唾脓血，泄利不止。"本案病机为邪气内陷，阳郁不伸，导致上热下寒，标实本虚之证。方以麻黄、升麻为主药，发散郁热；黄芩、知母清热泻火解毒；当归、白芍滋阴养血。

## 案六

某女，48岁。因"急性丹毒2日"前来就诊。

患者自述突发恶寒，发热，初以为是感冒，自服抗病毒口服液等中成药治疗，未见改善，后双下肢皮肤疼痛并出现大面积皮肤红肿和烦热疼痛，故来我院门诊求治。检查见患者一般情况好，唯双下肢小腿部位大面积皮肤红肿，边缘有水痘样皮损，体温38.6℃，白细胞$13.2 \times 10^9$/L，舌红绛尖赤，苔黄厚，脉洪数。证属热毒之邪深入营分，拟清营凉血、泻火解毒之法，以清营汤为主方加减。

处方：水牛角15g，生地黄20g，牡丹皮10g，金银花20g，连翘5g，黄连5g，玄参15g，赤芍15g，黄芩20g，竹叶20g。

二诊：患者服药3天后复诊，服药第2天开始热退，但双下肢大面积皮肤红肿未退，疼痛明显减轻，精神状态改善，仍按原方继服。

三诊：1周后复查，患者皮肤红肿基本消退，局部留有暗红瘢痕。嘱患者继续前方加减，防其转为慢性丹毒。

## 案七

某女，52岁。因"双下肢皮肤瘙痒3年"前来就诊。

患者自述因双下肢皮肤瘙痒，曾服西药氯雷他定，未见改善，故转求中医治疗。患者一般情况良好，双下肢及腹部皮肤密布斑点，有抓痕及脱屑，自诉近几年每到入冬寒冷季节即发作，直至天气转暖才好转。辨证属寒湿，以人参败毒散加减。

处方：柴胡8g，羌活6g，独活6g，荆芥10g，防风10g，麻黄6g，细辛5g，熟地黄20g，甘草5g。

患者服上方1周后复诊，自述皮肤瘙痒有所减轻，予上方加赤芍12g、红花10g，去羌活、独活。服2周后症状已明显改善，按上方随症加减，数周而愈。

## 案八

陈某，女，40岁。因"左上唇痒痛，起疱疹1天"来诊。

患者左上唇边缘的皮肤与黏膜交界处有红斑，红斑中出现簇集的小水疱，靠中线水疱疱液透明，靠嘴角水疱疱液混浊，个别水疱溃破、出水，痒痛难以忍受。

西医诊断：单纯疱疹。

中医诊断：热疮。

处置：艾灸治疗，病灶围灸法，25分钟。治毕，患者诉痒痛减轻80%。

二诊：患者左上唇边缘红斑缩小，小水疱干瘪塌陷，溃破水疱已结痂，无出血水，痒痛余15%。病灶围灸法治疗15分钟。痒痛完全消失，疱疹结痂渐愈合。

　　按语：单纯疱疹中医称为"热疮"，好发于皮肤与黏膜交界处，特别以口角、唇缘、鼻孔周围等部多见，特点是在红斑基础上出现簇集的小水疱，多为一簇，疱液先透明后混浊，擦破后可出现糜烂、出水、结痂，也可继发感染，病程1～2周，愈后还可在原处复发。根据皮肤黏膜交界处的簇集性水疱群，自觉症状轻，皮损面有灼热感，病程短，重复再发，发热或胃肠功能紊乱时发生，即可诊断。单纯疱疹全身治疗当采取对症、抗病毒和免疫治疗，局部治疗以干燥、收敛、预防感染为原则，忌用类固醇皮质激素软膏，因其可抑制血清中干扰素。带状疱疹亦应采用全身疗法，原则为抗病毒、消炎、止痛、保护局部、防止继发感染、缩短病程等。但是本案采用病灶围灸法治疗，效果显著。首诊时病灶围灸25分钟，患者即感到痒痛减轻80%。二诊时，患者左上唇边缘红斑缩小，小水疱干瘪塌陷，溃破水疱已结痂，无出血水。再次予病灶围灸15分钟，痒痛完全消失。

　　本病在临床常用的方法是病灶围灸法，即属近部取穴、以痛为腧。其依据为经络学说的皮部理论，充分调动皮部的御邪抗病之力，以祛病毒而使病愈。艾条灸治，具有利湿解毒止痛、祛腐生肌之功，可促进经络循环，调节气血，通行血脉，促进炎症吸收，提高自身免疫机能，激活细胞抗病能力。如此，正气复，经络通，血流畅，湿毒除，病可自愈。

　　艾条回旋灸通过对患处皮肤和穴位的刺激，起到温通经络、调和气血、调整脏腑、扶正祛邪的作用。灸火的物理刺激使施灸局部毛细血管扩张，血流加快，从而改善局部血液循环，加强组织的营养供应，促进机体的新陈代谢，加速炎性产物及代谢产物的吸收，降低神经末梢的兴奋性，缓解疼痛。

　　灸法不但对单纯性疱疹有效，对带状疱疹也有较好的治疗效果。带状疱疹的病原是水痘—带状疱疹病毒。机体对带状疱疹病毒的特异性免疫功能目前认为主要是细胞免疫，潜伏于脊神经根或脑神经节中的带状疱疹病毒，由于患者疲劳、年龄老化、肿瘤或使用免疫抑制剂等因素而被激活，免疫监视功能受损，病毒从神经节中沿神经纤维释放至皮肤，因而出现神经痛或疱疹，免疫系统对带状疱疹病毒的反应能力和速度决定带状疱疹病毒播散感染的强度。带状疱疹患者免疫应答在细胞免疫应答方面出现特异性细胞免疫抑制，主要是由于$CD_4$细胞减少所致。艾灸不仅可以提高机体的细胞免疫，还可以提高机体的体液免疫，从而达到治疗带状疱疹的目的，这可能是艾灸的热效应加快了局部血液循环，促进炎症渗出的吸收，减轻对神经末梢的压迫，降低炎症递质含量的缘故。

# 第十章 妇科病证

## 案一

某女，35岁。因"阴部瘙痒加剧3天"就诊。

患者3天前出现阴部瘙痒，疑为袜子与内裤在同一衣物桶中洗涤导致交叉感染。患者自行到药店购买达克宁栓、妇炎洁等外用药，治疗2天未见好转，瘙痒逐渐加剧，到某妇产科门诊就诊，建议加大抗生素使用量，治疗1日实在无法忍受阴部瘙痒，转来门诊治疗。查左大阴唇内侧下半部有一直径约2cm的浅表溃疡面，娇嫩鲜红，底部偏暗，表面湿润，微渗液，大阴唇微肿，阴道及尿道口未见异常分泌物，无异味。辨病为阴痒，证属湿热下注。嘱停用一切抗生素，予蛇床子散煎水外用，每次用无菌纱布蘸吸药液，湿敷局部20分钟，每天3次。

患者感觉瘙痒较用药前减半。查体见原侧溃疡面缩小一半，由娇红鲜嫩转为暗红，局部未出现黏膜皱褶，大阴唇肿胀减轻。继续原方治疗，3剂而愈。

按语：本案患者初期以阴部感染为诊断，使用大量抗生素治疗，未见好转。阴痒是外阴及阴道瘙痒难忍，坐卧不安为主症的妇科常见疾病，中医亦称"阴门瘙痒"。本病虽然病因很多，但中医认为本病发生为肝经湿热，肝郁脾虚化火生湿，湿毒下注，客于阴户而致阴痒。正如《女科经纶》所述"妇人阴痒，多属虫蚀所为，始因湿热不已"。治宜清热燥湿、解毒、杀虫止痒。《妇科证治准绳》云："治之当补心养胃，外以熏洗坐导药治之乃可。"用外洗之法，可直达病所，直接起到治疗作用，提高疗效。方中蛇床子祛风燥湿，杀虫止痒，其药液可抑制皮肤真菌。黄柏、苦参苦寒，清解利湿，杀虫。现代药理研究表明，两药有不同程度广谱抗菌作用。蒲公英归肝经，清热解毒散结，对外阴红肿疗效颇佳。龙胆草清解湿热，泻肝火。百部、川椒杀虫止痒。地肤子含有皂苷及维生素A类物质，性苦寒，具有清热止痒之功。诸药合用，有清热燥湿、解毒杀虫、止痒之效，对霉菌性阴道炎、滴虫性阴道炎、老年性阴道炎引起的阴痒有显著疗效。

### 案二

某女，23岁，教师。因"月经不调7年"前来就诊。

患者自述16岁月经初潮，经量少，痛经，月经周期紊乱，每3～5个月来潮一次，最长曾闭经一年多，检查没有发现异常，B超提示幼稚型子宫。患者平素伴有小腹冷痛、畏寒肢冷、倦怠乏力等症状，舌淡胖，苔白，脉沉迟无力。根据中医"肾为先天之本""任为血海""任主胞胎"的理论，以温经汤为基本方加菟丝子、熟地黄、巴戟天、龟板。

患者治疗3周后，月经来潮，经量、经色基本正常，B超检查子宫大小正常，且有优势卵泡。继续按原方治疗数月后怀孕。

### 案三

某女，24岁，学生。因"月经不调3年"就诊。

患者自述3年前赴英国求学后，月经便不规则，量少，或数月1次。曾停经时间超过1年，在当地做人工月经周期治疗，但停药后月经停止。遂来求诊。诊查见患者一般情况良好，饮食睡眠均无异常，B超检查示幼稚型子宫，性激素六项检查指标偏低。考虑为先天性子宫发育不良。患者伴有小腹冷痛、畏寒肢冷、倦怠乏力等症状，舌淡胖，苔白，脉沉迟无力。证属先天肾气不足，冲任失调。以温经汤加菟丝子、熟地黄、藏红花、淫羊藿等。

二诊：患者治疗2个月后，月经来潮，经量一般。以上方加龟板、鳖甲治疗。

三诊：患者治疗5个月后，月经基本正常。B超检查子宫大小接近正常。其后由每月经周期服药5天逐渐减至每月经周期服药4天、3天。

四诊：患者继续坚持治疗一年，B超检查为正常子宫，其余检查无异常。

按语：幼稚型子宫是指进入育龄期的女性子宫发育不良，处于幼儿阶段，常伴有月经不调、月经量少、痛经等症状，严重者甚至可发展为闭经，婚后常表现为不孕。B超示宫体大小约拇指般，子宫颈细长，故又称幼儿型子宫。中医治疗多以补肾为主，上述两例患者月经不调，B超检查提示为幼稚型子宫，性激素六项检查指标偏低，舌淡胖，苔白，脉沉迟无力，故温经汤治之。温经汤出自《金匮要略》，其云"妇人年五十所，病下利，数十日不止，暮即发热，少腹里急，腹满，手掌烦热，唇口干燥……当以温经汤主之……亦主妇人少腹寒……至期不来"。组方为吴茱萸、当归、川芎、芍药、人参、桂枝、阿胶、生姜、麦冬、牡丹皮、甘草、半夏，原方温、清、补、消并用，以补肾暖宫，温经养血，临证凡属"冲任虚寒，瘀血阻滞"者皆可加减应用。

## 案四

某女，43岁。因"不孕7年"就诊。

患者婚后7年未孕，妇科检查未发现异常，B超提示子宫发育正常，无优势卵泡。性激素六项检查结果示催乳素明显高于正常。考虑多为原发性不孕症。患者体型肥胖，舌苔白厚。中医证属肾阳不足，痰浊阻络，以温经汤加白术、山药、麦芽、海藻等治疗。

患者治疗数月后怀孕，产下一对双胞男婴，发育良好。

按语：温经汤出自《金匮要略》，有温经散寒、活血祛瘀阻滞之功。本方组成为吴茱萸3～5g，桂枝6～10g，当归8～10g，白芍12～15g，麦冬12～15g，川芎3～5g，牡丹皮10～12g，人参3～5g，半夏3～5g，阿胶10～12g，生姜8～10g，甘草3～5g。主治冲任不足，寒滞经脉，本案患者不孕7年，B超提示子宫发育正常，无优势卵泡，属久不受孕之证。辨证为肾阳不足，痰浊阻络，予温经汤加白术、山药、麦芽、海藻等而有效。

## 案五

刘某，女，33岁。因"月经不调1年"就诊。就诊日期：2019年

4月1日。

患者平素月经2～3个月一行，量少，色淡，乏力，易感冒，面色萎黄，小腹隐痛，前来孕前调理。舌淡，苔白，脉沉细。

中医诊断：月经不调（气血虚弱证）。

处方：党参20g，白术15g，白芍15g，当归10g，川芎5g，黄芪20g，吴茱萸3g，肉桂5g，桑寄生20g，菟丝子15g，熟地黄15g。7剂，每日1剂。

二诊：患者半个月后前来复诊，自述偶有头晕，小腹无明显不适，气力较前改善，面色较前红润。舌淡红，苔白，脉沉。

处方：党参15g，山药20g，茯苓20g，白术15g，白芍15g，熟地黄15g，酸枣仁10g，远志5g，肉桂5g，菟丝子15g，沙苑子15g，黑枣15g。5剂，每日1剂。

按语：患者症状表现为气血虚弱，气血无力充养胞宫，故月经推迟、量少、色淡、腹痛；气血不荣于头部，故头晕、面色萎黄。治宜益气养血，补益肝肾，以十全大补汤加减，去茯苓之渗，加菟丝子、桑寄生之补益。复诊时，患者面色较前红润，小腹无明显不适，气力较前改善，去吴茱萸之辛燥，加山药、沙苑子。女子以血为本，以肝肾为本，肝血肾精充足，月经调畅，才能顺利怀孕。

## 案六

谢某，女，34岁。因"宫腹腔镜术后发热3日"就诊。

患者先因"月经紊乱2年余，发现输卵管积液2天"于2018年3月20日入院。入院时症见精神一般，无阴道流血，无下腹部疼痛，无发热恶寒，无胸闷气促，无恶心呕吐，无汗出，无头痛眩晕，纳眠可，二便调。入院完善相关检查无明显异常，排除手术禁忌证后，于2018年3月22日送手术室在气管插管全麻下行腹腔镜探查术＋双侧输卵管整形修复术＋盆腔粘连松解术＋宫腔镜检查术＋子宫输卵管通液术。术程顺利，术后予头孢呋辛钠＋甲硝唑预防感染对症治疗，配合中药封包理气通腑止痛、耳穴压豆促进胃肠功能恢复。3月24日下午患者开始出现发热，体温达38.3℃。3月26日最高体温达39.5℃，退热药物对症处理后发热反复，多于下午及夜间热甚。血常规检查结果示白细胞$9.77 \times 10^9$/L，淋巴细胞$0.92 \times 10^9$/L，淋巴细胞（%）9.50%，单核细胞（%）2.70%，嗜酸细胞$0.01 \times 10^9$/L，嗜酸细胞（%）0.10%，中性粒细胞$8.57 \times 10^9$/L，中性粒细胞（%）87.60%；C反应蛋白148.8mg/L；降钙素原0.90ng/mL。考虑术后感染可能性大，但具体病灶未明，3月26日改用进口头孢他啶及甲硝唑。3月27日查房见患者体温38.3℃，发热无汗出，少许恶风，无明显恶寒，肩部酸胀不适，偶有头晕，无头痛，无鼻塞流涕，无咳嗽咳痰，稍腹胀，无腹痛，阴道流血少，无恶心呕吐，睡眠一般，大小便通畅。舌偏暗，苔薄白，脉弦略浮。查体心肺及腹部无阳性体征，腹部伤口无渗血渗液。

辨证：术后营卫不和，太阳、少阳合病。

治法：解肌退热，调和营卫。

处方：桂枝加葛根汤加减。

桂枝10g，白芍15g，生姜10g，大枣10g，甘草5g，葛根20g，川芎10g，柴胡10g。水煎200mL，温服，2剂。

用药分析：方中桂枝解肌发表，通阳化气；白芍益阴敛营，两药合用，调和营卫。生姜辛温，助桂枝解肌；大枣、甘草益气补中；柴胡解表退热；葛根解肌生津，和解少阳之邪热；川芎活血理气止痛。诸药合用，共奏解肌退热、调和营卫之功。

3月29日二诊：患者服药后仍有发热，但热势减低，往来寒热，3月28日晚仍有发热，体温最高38.1℃，今晨体温37.3℃，无明显恶寒，无汗出，咽干，无头晕，无头痛，无鼻塞流涕，无咳嗽咳痰，无腹痛腹胀，阴道流血少，色暗红，无恶心呕吐，睡眠一般，食欲缺乏，大便黏腻不爽，小便偶有尿频，无尿痛。舌暗淡，苔白略腻，脉弦滑。

辨证：少阳腑实证。

治法：和解少阳，内泻热结。

处方：大柴胡汤加减。

柴胡15g，大黄10g，枳实10g，黄芩10g，白芍30g，法半夏15g，大枣10g，生姜10g。水煎200mL，温服，3剂。

用药分析：方中柴胡、黄芩和解少阳；枳实、大黄内泻阳明热结，行气消痞；芍药助柴胡、黄芩清少阳之热，兼和里缓急，与枳实相合，可理气和血；半夏、生姜和胃降逆；大枣和营卫而调脾胃。诸药合用，共奏和解少阳、内泻热结之功。

患者服药当天下午开始无发热，3月30日解黄色水样大便2次，之后大小便正常，胃纳佳，无发热恶寒等不适，复查血常规及C反应蛋白等未见异常，尿培养、血培养未见明显异常。4月1日痊愈出院。

按语：本案患者为宫腹腔镜术后发热，病因为手术创伤、腠理开放、营卫不和。宫腹腔手术操作，邪热乘虚而入，由表入里，内陷血室，侵入少阳，而见发热、腹胀。初诊见发热恶风无汗，符合《伤寒论》桂枝汤证，考虑营卫不和为主，故以桂枝汤为主方，同时考虑热甚，桂枝汤解肌退热之力不足，故加用柴胡、葛根以达解肌退热之功。患者用药后热势下降，但热未清，出现咽干，大便黏腻不爽，说明表证已解，邪有入里之势，此时应为少阳阳明同病，故改用大柴胡汤，和解少阳、内泄血室、脏腑之积热，从而热退病愈。纵观两条处方，可见柴胡的妙用。柴胡作用于少阳，能透达表里，通彻上下。向外则透表退热（与葛根、桂枝配伍如柴葛解肌汤治身有微热者）、向下则推陈致新（常与大黄等配伍，如大柴胡汤），柴胡量少则升阳解表，量大则清热推陈致新。妇女经期、产后、宫腔操作、腹腔术后，最易引邪入内、热入血室，我们可根据经方理论，灵活辨证，大胆使用经方（如小柴胡汤、桂枝汤、大柴胡汤）等治疗，若方证相符，则可效如桴鼓。

## 案七

李某，女，31岁。因"不孕1年，月经稀发2年"前来就诊。就诊日期：2018年8月22日。

患者孕1产1，既往体健，近2年月经周期延后，2～3个月一行，经期2～3天，经量少，色暗淡，外院以孕激素口服治疗，停药后月经来潮，不用药时月经不能自然来潮。2017年3月因有二胎需求，于我院行取环术，取环术后至今未孕。曾查子宫附件彩超未见异常。末次月经为2018年8月11日（为地屈孕酮停药后出血），伴口唇糜烂，腰酸，带下少，夜寐可，大便不成形，小便正常，舌淡红，苔薄白，脉沉细。考虑肝肾阴虚，治以滋补肝肾，养血调经，予二至地黄丸加减。

处方：女贞子10g，墨旱莲10g，熟地黄10g，山药10g，山茱萸10g，牡丹皮10g，茯苓10g，白芍10g，牛膝10g，桑寄生10g，砂仁5g（后下）。7剂，水煎服，日1剂，分2次服用。

嘱患者注意带下及测量基础体温（BBT）。

10月9日二诊：患者口唇糜烂好转，月经近2个月未来潮，BBT显示单项体温。考虑此周期仍未排卵，再次予地屈孕酮片口服，待撤药后出血。

10月18日三诊：17日撤药后"月经"来潮，性激素检查结果示孕酮1.36nmol/L，催乳素102μIU/mL，促卵泡激素7.38mIU/mL，促黄体激素2.1mIU/mL，睾酮2.1nmol/L，雌二醇251.8pmol/L。甲状腺激素正常。无口唇糜烂，带下少，无腰酸，经量少，色暗淡，二便正常，舌淡红，苔薄白，脉沉细。按中医月经周期理论，此时阴长阳消，月经来潮后血海空虚，需促天癸阴水滋长，故经后予滋阴养血为主，予归芍地黄汤。

处方：当归10g，赤芍10g，白芍10g，山药10g，山茱萸10g，熟地黄10g，牡丹皮10g，茯苓10g，泽泻10g。10剂，水煎服，日1剂，分2次服用，嘱患者经后立即服用，同时注意带下及测量基础体温。

10月30日四诊：患者大便不成形，带下量增多，基础体温显示低温相14天，考虑就诊时为经后末期，按中医月经周期理论，此时阴长近重，阳消反长，为进入经间排卵期阴阳转化的准备阶段，治以滋阴助阳、阴阳并调，予补天五子种玉丹加减。

处方：丹参10g，白芍15g，山药15g，熟地黄10g，牡丹皮10g，茯苓10g，枸杞子10g，山茱萸10g，五味子10g，菟丝子10g，覆盆子10g，续断10g，五灵脂10g。5剂，水煎服，日1剂，分2次服。嘱患者继续注意带下及测量基础体温。

11月16日五诊：患者末次月经为2018年11月12日，上一周期BBT显示体温双相，但高相维持仅8天。伴腰酸，大便不成形，舌淡红，苔薄白，脉沉细。此月患者虽月经自然来潮，但基础体温提示低温相持续时间仍较长，高温相持续时间短，说明经后期持续时间长，考虑为经后阴阳运动迟缓，故阴阳转化不能按时完成，患者反复大便稀溏，考虑为肾阴不足，脾胃虚弱，致湿浊内生，阻碍阴阳消长，现再次进入经后初期，治以滋阴养血、补肾健脾，予归芍地黄汤合参苓白术散加减。

处方：丹参10g，熟地黄10g，党参15g，白术15g，赤芍10g，白芍10g，山药10g，山萸肉10g，牡丹皮10g，茯苓10g，牛膝10g，桑寄生10g，木香10g。10剂，水煎服，日1剂，分2次服用。

11月25日六诊：患者无腰酸，大便时可见锦丝带下，大便好转，基础体温低温相14天，考虑经间排卵将至，按中医月经周期理论，此期重阴必阳，为阴阳转化关键时期，同时要兼顾患者脾胃虚弱的体质特点，治以补肾健脾助阳，佐以活血促排。

处方：党参15g，白术15g，山药10g，白芍10g，续断15g，菟丝子15g，杜仲10g，山茱萸10g，茯苓10g，五灵脂10g，木香10g。5剂，水煎服，日1剂，分2次服用。

12月24日七诊：患者末次月经为2018年12月10日，上一周期BBT显示体温双相，高温相14天。此次就诊为月经中期，BBT显示体温上升1天，大便正常，舌淡红，苔薄白，脉细。考虑体温上升1天，提示已排卵，按中医月经周期理论，就诊时为经前初期，阳长阴消，促阳长运动为主，阴中求阳，仍需兼顾脾胃虚弱体质，治以补肾健脾助阳，予毓麟珠加减。

处方：丹参10g，熟地黄10g，党参15g，白术15g，赤芍10g，白芍10g，山药10g，牡丹皮10g，茯苓10g，山茱萸10g，续断15g，菟丝子15g，杜仲10g，紫石英10g（先煎），木香10g。7剂，水煎服，日1剂，分2次服。

2019年2月19日八诊：患者末次月经为2019年1月7日，上一周期高温相14天。此周期月经过期未潮，BBT显示体温双相，高温相持续28天未下降，查尿HCG，提示妊娠状态。

后随访，患者已孕20周，胎儿各项指标正常，定期产检中。

按语：《万氏妇人科》中指出"女子无子，多因经候不调……此调经为女子种子紧要也"，故种子必先调经。就西医而言，月经是雌孕等性激素的周期性变化产生。而就中医而言，是体内阴阳消长转化运动而来。要调经，必调阴阳。

月经后期，阴长阳消，是月经周期运动的重要时期，也是周期演变的物质基础时期，癸水阴长，并使血海充盈，为孕育打下基础。故此时应滋阴养血。

经后末期，阴长渐重，癸水充盈，带下增多，夹锦丝带下，同时阳消中反长，保证进入经间排卵期重阴必阳的顺利转化。故此时应滋阴助阳，阴阳并调。

经间期，重阴必阳，阴阳转化时期，排出精卵，由阴转阳，开始阳长。故此时补肾活血通络，重在促新。

经前期，阳长阴消，温煦子宫，利于胚胎孕育及行经期月经排泄。故此时补肾助阳，推动阳长运动。

行经期，重阳必阴，排出经血，排泄重阳，通过转化运动让位于阴，开始新一期的阴长运动。故此时祛瘀生新。

患者性激素检查结果示卵巢储备降低，卵子不能发育成熟，中医学相当于经后期精长不足，精卵不能滋养生长，故此患者重在调理经后期及经间期。患者并没有按每个阶段严格按时就诊，于是借助带下情况及基础体温变化了解其所处阶段。

调周既有固定特点，但也应辨病辨证结合，脏腑虚实结合。患者经后以归芍地黄汤为主方加减，滋阴养血；经后末期以补天五子种玉丹加减，滋阴助阳，阴阳并调。患者前期就诊时大便反复稀溏，舌淡红，苔薄白而不厚腻，脉沉细，考虑夹杂脾胃虚弱，说明滋肾需同时健脾，故后期就诊时按不同的周期阶段各选择了归芍地黄汤合参苓白术散加减、毓麟珠加减。因当归有润肠通便之效，与熟地黄合用，大便稀溏更明显，故去之，或以丹参代之。患者形成正常月经周期后，最终自然妊娠。

## 案八

阮某，女，43岁。因"月经不调5个月"前来就诊。就诊日期：2019年5月27日。

患者经水未至5个月，最后一次正常月经于今年1月9日干净，其后2个月未至，自觉不妥，至某医院妇科门诊就诊，口服孕酮后，

3月19日月经来潮，量少，经期4天。干净后至今月经未来潮。现症见情绪易怒，少气，自觉潮热，盗汗自汗皆有，无心慌，无明显腰腿酸软，口干，饮食稍不慎（煎炸类）即致咽痛，常觉喉中有痰，间可咳出少量黄黏痰，平素月经尚规律，周期24～25天，经行5～6天，经量偏少，色深红，间有血块，经行前2日觉少腹胀闷隐痛，眠可，纳好，常年大便硬结，粒粒而出，状如羊屎，量少。舌淡红，苔白腻，脉偏弦数。方拟益经汤加减。

处方：柴胡15g，黄芩10g，牡丹皮15g，白术15g，党参20g，熟地黄15g，当归15g，白芍15g，桃仁15g，麦冬15g，女贞子15g，茺蔚子15g。3剂。

二诊：患者诉服药后咽痛明显，考虑其本阴虚火旺体质，补益之药稍燥，清热之力不足，予加生甘草25g，续服7剂。

三诊：患者诉服药后月经仍未至，但有少量白带，色黄，自觉双侧乳房胀。脉稍有滑象，但寸显无力。现已不出汗，烦躁易怒明显减轻，现大便已变软、成形。喉中仍有痰，间咳黄色黏痰。舌淡红，苔白不腻。予加强活血行气类药以鼓舞气血，并继续顾护后土使之有生血之源。

处方：柴胡25g，黄芩10g，茯苓15g，白术15g，党参20g，熟地黄20g，当归15g，白芍15g，桃仁15g，红花15g，川芎15g，生甘草25g。

嘱患者服5剂，若月经至则停服。

四诊：患者服药2剂后，癸水已至，已停药。嘱患者经停后继续复诊调理。

按语：患者初诊观其脉症，思其肝气郁结不舒，失其条达之性，虽有经水亦未能疏泄，况其兼有阴虚火旺之象，虚火煎灼更易使津液亏虚，故常年大便干结、量少、口干、月经量少。经云上工治未病，时不敢忘，肝病本当实脾，况其已有少气、自汗脾虚之象，更当注意顾护脾土。《傅青主女科》云："水位之下无土气以承之，则水滥灭火，肾气不能化；火位之下无水气以承之，则火炎铄金，肾气无所生；木位之下无金气以承之，则木妄破土，肾气无以成。倘心肝脾有一经之郁，则其气不能入于肾中，肾之气即郁而不宣矣……肾气真足而无亏，尚有茹而难吐之势。矧肾气本虚，又何能盈满而化经水外泄耶！"实乃真知灼见。故治以疏肝健脾，补其肾水，清退虚火。

## 案九

刘某，女，43岁。因"痛经30年"就诊。就诊时间：2019年3月26日。

患者自述月经来潮至今均经期疼痛，肛门疼痛，月经色红无明显血块，大便稍硬，2天一次。查子宫明显触痛，左侧内括约肌疼痛，舌淡红，苔微黄干，脉缓无力。

中医诊断：痛经（气血两虚夹瘀热证）。

处方：茯苓10g，柴胡15g，延胡索15g，赤芍10g，黄芩10g，醋龟甲10g，醋三棱10g，醋莪术10g，益母草15g，生地黄15g，丹参10g，太子参10g，熟地黄10g，甘草5g。14剂，水煎服，日服2次。

二诊：患者痛经减大半，肛门疼痛至痛哭，影响睡眠，查子宫触痛明显，左侧括约肌疼痛，舌淡红，苔薄黄，脉弦。

处方：守上方去黄芩加红花，以活血祛瘀。10剂，水煎服，日服2次。

三诊：患者痛经比之前减轻，肛门疼痛比之前减轻，仍疼痛。子宫触痛和左侧括约肌触痛均减轻一些。舌淡红，苔薄黄，脉象弦。

方药：守上方去醋龟甲，加两面针、黄柏以清热活血，行气止痛；加白芍、鸡血藤以补血活血，调经止痛。

患者按原方随症加减至八诊，痛经已减轻70%，肛门疼痛消失有下坠感，以前疼痛时无法做家务，现在工作生活无大的影响，子宫触痛和左侧内括约肌触痛比以前明显减轻。

按语：痛经分为原发性痛经和继发性痛经两类，原发性痛经指生殖器官无器质性病变的痛经；继发性痛经指由盆腔器质性疾病，如子宫内膜异位症、子宫腺肌病等引起的痛经。本案患者月经来潮至今均经期疼痛，辨病当属中医"痛经"范畴。子宫有明显触痛，左侧内括约肌疼痛，提示属于"子宫内膜异位症"。痛经主要分型为气滞血瘀证、寒凝血瘀证、湿热瘀阻证、气虚血瘀证、肾气亏虚证，而实际的临床中可能更加复杂多变，往往多种证型合并。

初诊时患者经期疼痛，肛门疼痛，月经色红无明显血块，大便稍硬2天一次，舌淡红，苔微黄干。从患者大便情况来看并结合舌苔，提示患者内有瘀热；脉缓无力，则提示患者久病体虚，气血两虚；查子宫明显触痛，左侧内括约肌疼痛，痛处固定，按之疼痛加剧，属于中医血瘀之象。辨证为气血两虚夹瘀热。故中医以清热活血、化瘀止痛为治法。首方以生地黄、熟地黄合用，活血化瘀，养阴清热；黄芩、柴胡清热燥湿；延胡索、醋三棱活血止痛；赤芍、丹参活血祛瘀，通经止痛；太子参益气健脾，生津润肺；益母草清热活血调经；茯苓益气健脾；醋龟甲滋阴抑阳，养血补心。综看全方，治之首要以清热化瘀，调经止痛，治以标，再兼益气补血药物，治其本，标本兼治，以求症随药解。

二诊时，患者痛经已减大半，肛门疼痛至痛哭，影响睡眠，子宫触痛明显，左侧括约肌疼痛，舌淡红，苔薄黄，脉弦。苔从黄干到薄黄，提示阴虚内热较前好转，但仍有子宫触痛及左侧括约肌疼痛，瘀血未化。综上所述，故去黄芩，加红花以活血祛瘀。

三诊时，患者痛经比上次减轻，肛门疼痛比之前减轻，仍疼痛。子宫触痛和左侧括约肌触痛均减轻一些，提示瘀血较前减，但仍有残余，需加强活血调经药物，故加白芍、鸡血藤以补血活血，调经止痛。舌淡红，苔薄黄，脉弦，可看出患者内热未清，但阴虚已较前好转，故去龟甲加两面针、黄柏，以清热活血，行气止痛。

此医案中，患者痛经日久，病变复杂，辨清其病源之根本在于不通则痛，其痛经发为瘀血阻滞，瘀久化热，灼伤阴液，再加之久病体虚，故患者证型较复杂，但其根本仍为瘀血阻滞。循其源，究其本，以标本兼治，则事半功倍，药到病除。

## 案十

赵某，女，32岁。以"发作性头痛3年"求诊。

患者体型肥胖，头痛常在月经前发作，一般镇静止痛药可部分缓解。头痛发作时，常伴有恶心呕吐，有痛经病史，舌脉无异常。以血府逐瘀汤原方3剂治疗，服药后患者疼痛减轻。持续治疗七八周，患者疼痛基本消失，但经前仍有疼痛，门诊治疗半年。

后随访，患者停药1年余未见发作。后因其情绪不佳，疲劳过度再次发作，仍按上方稍做加减治疗即有效。患者病情缓解后，怀孕并产一男婴，至今未再发作。

按语：清代著名医家王清任在《内经》《伤寒论》的基础上形成了对瘀血证理法方药的系统认识，从而形成了中医独特的"瘀血学说"，以及活血化瘀治则和方药。除了血府逐瘀汤外，王清任在《医林改错》一书中，尚有膈下逐瘀汤治疗膈下瘀血、反复肿块及积聚。少腹逐瘀汤治疗寒阻经脉、上腹疼痛、痛经、月经失调之症。身痛逐瘀汤治疗气滞血瘀、经络阻滞出现的肩颈腰背或全身疼痛。上述诸方主要由活血化瘀之品组成，所治疗的病证均是由气滞血瘀引起的，瘀血的部位、病机略有不同，但主要药物都有桃仁、红花、川芎、当归、赤芍等。上述药物的现代药理研究发现，所谓活血化瘀药都具有扩张血管和抗血小板凝集作用，这可能就是中医学所说的活血化瘀的基础。而这类血瘀证的共同特点都是疼痛、肿块或组织异常增生。瘀血学说从理论到临床，仍然是当前中医学研究的重要课题之一。

# 第十一章 儿科病证

## 案一

陈某，男，2岁。

患儿入冬1个月以来，每周感冒1次，已连续5次。本次感冒已4天未愈。2020年12月18日下午，邀我微信视频在线诊疗。视频所见，患儿体质健硕，皮肤黝黑，四肢发达，肌肉丰厚。家属诉小儿平素爱好运动，活动量较大，本次发病表现为鼻塞，流白清鼻涕，出汗，精神不振，胃纳差，偶有咳嗽，咯白痰。舌淡红，苔薄白。予桂枝汤原方内服，艾灸大椎穴，同时予紫苏排骨煲粥。

二诊：患儿服药1剂，微信回复鼻塞、流涕、出汗基本消失。嘱停服中药，继续食用紫苏排骨粥，调养3日。嘱患儿2天内勿外出吹风，避风寒，调饮食，慎起居。

按语：本案患儿为朋友家孩子，故在线诊疗。患儿每周感冒1次，舌淡红，苔薄白。嘱暂避风寒，予桂枝汤原方内服加以紫苏排骨煲粥。再予艾灸大椎穴。微信回复，3日而愈。此药、食、灸共同起效之典范。

## 案二

云某，男，11个月。因"腹泻3天，发热1天"前来求诊。

患儿3天前开始出现腹泻，每天4～5次，开始便质稀烂，后如水状。昨日开始发热，体温38.5℃，恶寒，有汗出，食欲缺乏，无咳嗽、气喘，小便少。查体见口唇干燥，无明显腹胀。与家长详谈得知患儿平素体质偏弱，长期胃食欲缺乏，考虑为脾胃气虚，不能上养于肺，此乃母不养子，导致肺气虚弱，复感寒邪。嘱患者家属采用家庭灸疗，予炒白术、炒山药、炒米煮粥同服。同时配合小儿捏脊法，每日3次，每次15～20分钟。

二诊：2日后，患儿腹泻减少一半，无发热。因患儿太小，时日过长，已达1周，每日腹泻3次亦非正常。详询相关措施，发现艾灸力度不足，穴位涵盖狭窄，加艾灸天枢穴。捏脊未执行好，每次因小儿哭闹就停止不以持续时间为度。予及时调整，又2日，患儿痊愈。

按语：本案患儿平素脾胃不足，养护不当导致腹泻，此为脾胃气虚所致。若因夜晚空调中覆盖被服不足，夏月受凉，风寒袭肺，导致发热汗出，恶风。此为虚人感冒之证，可以人参败毒散加减。若小儿服药困难，可采用药食之法，选补益脾胃之白术、山药等，以补脾胃之气。外加艾灸，温肺祛寒散热，发汗解表。结合新小儿生理特征，小儿脾常不足，肝常有余，肺为娇脏易受外邪，易侵袭之，治疗当重点关注脾胃，则可获效。

## 案三

某男，5岁，因"不自主摇头3周"就诊。

家长代述近期发现患儿常不自主摇头，已有数周之久而求治，检查见患儿头部常间歇性摇摆，数分钟发作1次，每次摇头2～3次，家长反映其饮食、睡眠均无异常，动态脑电图、头颅CT均未发现异常。拟柴胡加龙骨牡蛎汤去铅丹，加羚羊角、钩藤治疗。

患儿服药后，头部异常摆动逐渐减少，2周左右基本消失，维持治疗数周后停药。一年多后前症再次发作，仍按原方治疗数周，发作停止。至今，患儿已近8岁，未再发作。

按语：柴胡加龙骨牡蛎汤出自《伤寒论》，其云："伤寒八九日，下之，胸满烦惊，小便不利，谵语，身重，不可转侧者，属柴胡加龙骨牡蛎汤。"从临床表现来看，当属邪留三焦、枢机不利、虚实互见之证。本方是在小柴胡汤的基础上加铅丹、龙骨、牡蛎等重镇安神之品，以大黄泄阳明经热，从而达到和解表里、清气泄热、重镇安神、扶正祛邪的目的。

## 案四

某男，3岁，因"持续发热1月余"就诊。

家长代述患儿持续发热1月余，清晨热稍退，午后热度升高，先后在本地、广州、深圳、香港等多家综合性医院检查，除X线检查肺部纹理增粗外，未发现其他阳性体征。检查见患儿精神尚好，略显消瘦，面色苍白，家人代述患儿口渴，多饮，多尿，汗出后热稍退，过后皮肤干燥无汗，饮食二便尚可。时逢八月盛暑，中医诊断为暑热证，疑似小儿夏季热。患儿舌红绛，少苔，指纹淡紫。证属湿热伤气、气阴两伤、心肝火盛。拟清心泻火、清气泄卫之法。拟银翘散加减。

处方：羚羊角粉0.3g，金银花5g，连翘3g，牛蒡子3g，黄芩5g，知母5g，石膏20g，淡竹叶5g，芦根10g，甘草3g。

二诊：患儿服药当天下午，家长电话告知患儿1个多月以来，下午体温一般在39℃以上，今日服药后体温未超过38℃。嘱其仍按原方服用，每日1剂，药渣再煎，当茶喂服。

三诊：数天后，患儿不再发热，为稳定疗效，亦按上方再服用1周以上。改竹叶石膏汤做善后调理。

## 案五

某男，6岁。因"突发腹痛伴腹泻半日"就诊。

家长代述患儿突发腹痛，连续腹泻数次，先是排出粪便，之后为粪清，之后为水样便。学校卫生室医生给药口服未见改善而求治。检查见患儿一般情况尚好，无发热，无明显失水症，腹部胀气，脐周轻压痛，肠鸣音亢进。据家长描述，同班小朋友中亦有2个小朋友腹痛腹泻，当时正是轮状病毒感染流行，见其舌苔白厚而腻，无里热症状，病仍在表，以败毒散加减。

处方：柴胡5g，羌活5g，茯苓10g，秦皮5g，葛根10g，黄芩5g，防风5g，太子参10g，甘草3g。

患儿次日复诊，家长代诉患儿服药后腹泻1次，其后未再腹泻。并带来同班一位小朋友，症状相似。虽非大疫，亦属疫证范围，拟方基本同前，同班小朋友2天后恢复如常。

## 案六

郭某，男，3岁。因"发热持续不退2个月"就诊。

患儿先后在当地、广州、香港等地治疗，服药后体温下降，不久复热，体温常在38 ~ 39℃之间，午后热度较高，傍晚较低，口渴，多饮，多尿，发热时皮肤干燥无汗，检查见患儿精神状态尚好，面容稍显苍白，略微消瘦，曾做过全身体检，未发现任何异常，舌红绛少苔，拟竹叶石膏汤加羚羊角、钩藤。

二诊：患儿服药3天后，体温已恢复正常。于原方去羚羊角、钩藤，加石斛、玉竹。调理1周，患儿未再出现发热现象。

按语：中医理论认为，小儿为纯阳之体，受到某种外邪入侵或精神受惊吓，多造成阳气偏亢、汗液受损之气阴两伤之证，拟竹叶石膏汤加羚羊角、钩藤。服药当天，患儿体温2个月来首次降至38℃以下，实属药对症，即见效。

## 案七

蓝某，女，3岁。因"发热2小时"就诊。

家长代述因患儿昨夜空调过冷，未穿衣盖被，今日晨起，头晕，精神不振，鼻塞，流鼻涕，家人摸额头感觉小儿发热，遂来就诊。刻下症见头晕，鼻塞，流鼻涕，无汗，精神萎靡，测体温39℃，舌淡红，苔薄白，脉数。辨为风寒感冒之发热，立即艾灸大椎穴、风池穴、风府穴，以大椎为主，一壮。嘱患儿休息，多喝水，留门诊观察。

1小时后，患儿鼻塞声重，清涕连连，四肢冰冷，体温39.8℃，患儿精神极度萎靡，似有神志不清之象。除艾灸大椎、风池、风府外，加双耳，雀啄灸，不计其数，至双耳廓嫩红。

艾灸20分钟后，患儿四肢渐温，背部始润。此时患儿开始扭动，说身上有汗，并饥饿索食，食汤面一碗，遍身汗出，测体温38℃，余少许鼻鸣鼻塞。休息片刻后再予艾灸1次，病愈。嘱患儿2日内避风寒，勿食生冷之品，以防反复。

按语：本案患儿病史明确，乃夜受风寒侵袭所致，头晕、鼻塞、流鼻涕、发热为典型的外感风寒之征，热势趋高，脉数，此正邪相争之象也。舌淡红，苔薄白，知猝病正气为败，尚无变证。治以祛风散寒、解表发汗之灸法。1个小时后，患儿体温继续上升，四肢冰冷，体温39.8℃，此乃灸之未透，寒邪仍在，阳气无法达四肢末端，正邪交争之象。当加大艾灸力度，不计壮数，至双耳廓嫩红，遍身汗出，四肢逐渐复温，此时脉静身凉，精神好转，开始索食。施灸双耳时要注意，务必注意保护双耳，建议用艾灸筒等灸器，避免烫伤，或用葛洪《肘后备急方》中的熏灸之法"取干艾叶一纠许，丸之，纳瓦甑下，塞余孔，唯留一目，以痛处着甑目下，烧艾以薰之"。

## 案八

李某，女，2岁。就诊时间：2019年3月9日。

患儿冷水浴后鼻塞8小时，流涕2小时。昨晚9点洗浴时用冷水洗10分钟，受风寒，喷嚏连连，未予重视，卧床后鼻塞，恶寒，无发热，整晚辗转反侧，睡眠不安。3月9日7：50来诊，症见流涕，鼻塞，恶寒，无发热，无汗出，无头痛头晕，无身痛，清咳无痰，口微渴，精神一般，二便调，无食欲，余无异常。查体见神疲，发育正常，体型均匀，舌淡红，苔薄白，清咳，鼻塞气流声，流涕不止，余无特殊。皮肤干冷无汗，手足温，指尖不冰，指纹正常，脉浮数。患儿病史明确，从脉症分析，属风寒袭表。治宜解表祛寒。如何迅速驱寒，想到艾灸最为神速，静观其变。先悬灸大椎穴，（抱）坐位。

8：50时，鼻塞、鼻涕如清水样，未见丝毫好转，恶寒，无发热、汗出、头痛、头晕，清咳无痰，口微渴，精神一般，无食欲，指纹正常，脉浮数但不躁。患儿病情未见改善但亦未见发展，火候未足于撼动寒邪。继续艾灸第2壮，艾灸20分钟，徐徐喂温水，静观其变。

9：50时，患儿鼻塞渐通，仅见数次花生米大小清水样鼻涕，不恶寒身反热，遍身微汗出，清咳无痰，精神渐爽，欲思食，脉浮数。寒邪渐去，患儿精神改善，食欲渐开，喂予温粥，遍身微汗持续。继续艾灸大椎穴，（抱）坐位，并徐徐喂予温水，静观其变。

12：00时，患儿无鼻塞，鼻涕减少了90%，余均正常。小儿哭喊要外出散步，因寒邪未完全散尽，恐感新寒，未允许。再灸1壮，艾灸20分钟。

12：30时，患儿鼻塞、流鼻涕症状消失，病愈，嘱患儿继续避风寒，调饮食，慎起居！

随访3天，未见反复。

按语：本案患儿病史明确，从脉证分析，属风寒袭表，选穴遵循"寒者温之""邪在表者，汗而发之"，立即予艾灸治疗。临床遵循少而精的原则，只选大椎一穴，因为用了自制艾灸筒，在精准灸大椎穴的同时，大量艾烟会向风池穴、风府穴、玉枕穴方向涌去，事实上是灸了一片区域。坚持"不计壮数，以邪去为度"的原则。辨证调护也很重要，因寒邪未完全散尽，新寒易再感之际尤为重要。

# 第十二章　感染性病证

## 案一

某男，不足1岁。因"高热1日"就诊。

患儿因高热入住某综合性医院，体温仍持续在40℃以上，神志不清，间有抽搐，请求中医诊治。检查见患儿营养和发育不良。伸舌一半露于口外，肢体软弱无力，肌力、肌张力减退。初步诊断为温热病邪内陷心包，气营同病。西医诊断为病毒性脑炎。该患儿目前仍在医院住院治疗中，于是开出清开灵注射液，口服给药，每次10mL，每天3次。

3天之后复诊，家属反映，患儿服药当天体温降至正常。西医给予干扰素治疗，患儿注射干扰素后，体温回升到40℃，患儿父亲决定自行出院，继续中医门诊治疗。仍予清开灵注射液口服，加羚角钩藤汤内服治疗，患儿体温逐渐正常，直至痊愈。

按语：我在多年临床中，以注射用清开灵口服治疗小儿外感发热高热，效果显著，但是一般的清开灵口服液作用稍逊，可能与质量有关。此药对于高热呼吸困难、痰涎壅盛、意识障碍的患者也有效，谨记之。

## 案二

孙某，男，3岁。因"发热后伴发疹、下利1日"来诊。

患儿1天前发热，渐见多处发疹，零星散发，疹色不鲜，下利而臭，日行20余次，夜寐不安，唇干，目赤，舌绛，苔白腐，脉数。诊为麻疹，属内外合邪、热甚津伤证，予葛根芩连汤加味。

处方：葛根30g，黄芩10g，黄连10g，甘草5g，薄荷5g（后下），荆芥5g（后下）。

按语：患者发热后伴发疹、下利1日来诊，见多处发疹，零星散发，疹色不鲜，为疹发不畅，乃邪郁于表，不得发越是也；下利而臭为热邪内聚胃肠，入里之象；唇干，目赤，寐不安，为津液耗伤之征；舌绛，苔白腐，脉数，为热邪内盛，津液亦伤。予《伤寒论》葛根芩连汤加薄荷、荆芥透疹。《伤寒论·辨太阳病脉证并治》云："太阳病，桂枝证，医反下之，利遂不止，脉促者，表未解也，喘而汗出者，葛根黄芩黄连汤主之。"

### 案三

高某，女，32岁。因"发热3天"就诊。

患者现为第二胎妊娠第16周，患者发热第1天因发热查因，收治某妇产科医院，入院第3天热不退反而持续升高。因患者的第一胎婴儿1周岁时意外夭折，故其本次妊娠精神紧张，邀中医治疗。检查见患者的面部潮红，眼球结膜充血，自述头痛，全身不适，眼睑结膜及下嘴唇内侧有多个小滤泡，咽部充血，咳嗽，双侧见针尖大小皮疹。诊断为麻疹，拟银翘散加减。

处方：金银花15g，连翘5g，黄芩15g，苏叶10g，白术12g，薄荷5g，蝉蜕3g，桑叶12g，菟丝子12g，甘草3g。

二诊：患者服药1剂后，次日复诊见患者头面部及胸背部出红色粟粒样疹，但仍高热不退。于上方加知母12g、石膏30g。该方名为银翘白虎汤，为卫气两清之法。

三诊：患者3天后复诊，高热已退，四肢亦可见疹点，仍有咳嗽，舌红绛，少苔。改为清解余热、益气养阴之法。

处方：金银花12g，连翘3g，黄芩12g，苏叶10g，白术10g，麦冬15g，玉竹20g，菟丝子10g，甘草3g。

四诊：患者服上方数天后，疹点已没，神清气爽，停服中药。

后随访，患者产下一男婴，母子平安。

### 案四

某男，中年人，从事野外地质勘探工作。因"发热2日"就诊。

患者发热2天，经一般处理未见改善，被送至我院急诊科，见患者面色苍白，双眼充血，球结膜水肿，精神状态差，发热，体温在38.9℃，体检发现患者胸部腋前线部位有抓痕样出血点，其余躯干及四肢无明显出血点，血常规检查结果示白细胞$1.7 \times 10^9/L$，尿常规隐血及红细胞（++++）。当时正值深秋季节，鼠类活跃，且当时附近地区有流行性出血热病例，结合患者的临床表现，诊断为流行性出血热收治入院。本病是由鼠类传播的病毒感染所致，只能采取静脉补液，滴注维生素E、维生素$B_6$、维生素$K_1$等，重点采用中医辨证论治，患者入院后一度出现排暗褐色样便，拟为消化道出血。持续高热，尿深红如茶，精神疲惫，皮肤出血点及血尿，便血，舌红绛，苔黄厚而干，脉虚浮而数。证属湿热病毒内陷营血，治以清营凉血、泻火解毒，以清营汤为主方。

处方：水牛角25g，生地黄30g，玄参20g，麦冬15g，黄连5g，黄芩20g，牡丹皮12g。

二诊：患者服上方后，开始热退，但随后出现低血压、休克，血压降至70～56/50～42mmHg，经西医补液及对症处理后，血压回升至90～80/50～46mmHg，之后还出现尿少，尿量30～20mL/h，将原方进行加减，使用滋阴扶正之品。

处方：水牛角30g，生地黄30g，红参5g，麦冬12g，五味子3g，茯苓20g，猪苓15g，阿胶12g（烊），泽泻10g，黄连5g，金银花20g，茅根30g。

三诊：患者服上方后，一般情况改善，血压回升，尿量增多至40mL/h，血常规检查结果示白细胞指标降低，尿检红细胞（++），隐血（+），但此时尿量又逐渐增多，西医认为此病属多尿型肾衰。

处方：水牛角30g，生地黄30g，玄参12g，麦冬20g，赤芍15g，川黄连5g，山茱萸20g，女贞子15g，墨旱莲15g。

四诊：患者服药后，病情改善，血压正常，血常规正常，肾功能三项正常，尿常规有隐血（+）、红细胞（+），病程进入恢复期，以竹叶石膏汤加减作善后调理。

按语：本案患者的抢救为中西医结合治疗，但整个辨证施治基本按温病营血分病变处理。由于近年来西医急症学发展迅速，中医往往是处于从属地位，这也是客观存在的事实，但从本案患者治病的全过程来看，中医药还是起到重要的作用。因为作为病毒引起的严重感染的流行性出血热，西医也没有特效的治疗方法，只能对症处理，而中医在一些环节与阶段上发挥了优势。

在急性感染性疾病中，如麻疹、乙型脑炎、病毒性肺炎、重症肝炎等疾病的治疗及抢救过程中，西医已经抢占了制高点，但中医并非无所作为，关键在于正确认识中西医的长处和短处，采用中西医结合治疗，效果显著。

# 第十三章 眼、耳鼻喉、口腔病证

## 案一

刘某，女，26岁，干部。因"眼睛干涩半年"就诊。

患者自述半年前因讲课时使用粉笔，被粉尘刺激后出现眼干泪少、双眼痒感、异物感、偶尔出现视物模糊。到某医院就诊，临床诊断为眼干燥综合征。之后，患者又到某医院就诊，经过一系列检查和化验，最后支持眼干燥综合征诊断。西医给予糖皮质激素和免疫抑制剂治疗，但是患者服药1个月后出现不适，拒绝西医治疗，转投中医。中医辨证为燥热阴亏证，给予清热养阴、生津润燥之剂，患者服药后眼睛干涩无明显改变，全身乏力加重，头晕，甚则早上起床出现站立不稳，头晕欲仆，遂延予诊治。刻下症眼干泪少，双眼痒感，异物感，视物模糊，头晕，全身无力，双侧膝关节酸痛。舌淡胖，苔少，脉沉细。

辨证：肾阴阳虚，官窍失养。

治则：益肾填精，阴阳双补。

处方：熟地黄20g，山药15g，枸杞子10g，山茱萸10g，川牛膝10g，菟丝子10g，鹿角胶10g，龟甲胶10g，附子10g（先煎）。7剂，水煎服。

二诊：患者服药后，双眼痒感减轻，无明显异物感，头晕消失，全身无力明显好转，双侧膝关节无酸痛。守方7剂，水煎服。

三诊：患者症状如前。守方14剂，水煎服。

患者服药1个月后，临床症状基本消失。回当地医院复查化验，指标有向好迹象。此后每年随诊复查几次。在长期随诊中，我通过观察发现，患者每吃寒凉之品必头晕、全身乏力；进食辛辣之品则眼干、双眼痒感及双侧膝关节酸痛加重。考虑患者体质属于肾阴阳虚型，多用上方中药内服，同时予家庭艾灸交替。至第3年，患者各项指标均正常，鲜有症状，予停服中药，视情况进行家庭小剂量艾灸治疗。此后患者口服中药与家庭小剂量艾灸治疗交替，如此已10余年，期间怀孕，产1子，母子均健。

按语：中医认为"燥胜则干""燥者濡之"，刘完素在《素问玄机原病式》中云"诸涩枯涸，干劲皴揭，皆属于燥"。从本案患者的临床症状分析，属于中医学"燥证"范畴，患者还伴关节疼痛，还伴有"燥痹"之证。本案患者因后天劳倦失养、阴肾亏虚、关窍失于濡润，而成本病。基本病机为肾阴阳两虚，病位为眼、关节等官窍。西医学认为，原发性干燥综合征是一种自身免疫性疾病，典型的临床表现为口、眼干燥，并可累及神经系统、消化系统等多个系统，引起全身器官受累。中医辨证治疗不要受西医干燥综合征和中医"燥"的影响，比如前医予清热养阴生津润燥之剂，但患者服药后眼睛干涩不但未见好转，反而全身乏力加重。给予阴阳双补之药后，患者病情好转，此后数年均抓住此病机处理，获得疗效。

## 案二

古某，男，33岁，外籍人士。因"突发耳鸣伴听力下降11天"就诊。

患者11天前突发耳鸣，以右侧为主，听力明显降低，曾在某医院耳鼻喉科就诊，诊断为突发性耳聋。服药近2年，症状未见改善，遂来我院门诊求治。现症见患者精神状况好，现双侧耳鸣，入夜安静时尤甚，听力明显减退，眩晕，恶心呕吐，口苦泛酸，小便短赤。舌泛红，苔白厚腻，脉弦滑。辨证为风痰阻络、清窍不利，拟大温胆汤加减。

处方：天麻15g，葛根20g，丹参20g，苦参15g，枳壳10g，竹茹15g，法半夏5g，石菖蒲5g，白术10g，茯苓20g，甘草5g。

3天后复诊，患者自服药后，前症改善七八，按上方继续服用1周，诸症消失，听力恢复如常。至今已过10年，未见复发。

按语：大温胆汤用于足少阳胆经与手少阳三焦经同时病变，由于湿热之邪蕴结三焦，胆气不舒，湿热壅滞，清气不升，浊气不降，故眩晕；胃失和降，故恶心呕吐；胆胃不和故口苦泛酸；湿热内蕴，下焦不利，故小便短赤。方中天麻味甘性平，息风定惊，定眩；茯苓、白术燥湿健脾化痰；法半夏化痰降逆止呕；竹茹清热降浊。故本方有祛风清热、降逆化湿之功。

## 案三

某男，40岁。因"口角歪斜3天，右眼睑跳动半个月"就诊。

患者自述于半个月前出现右眼睑跳动，于某医院就诊，无明显改变。患者3天前早上醒来后发现口角向右歪斜，左口角流涎，左眼不能闭合，左侧颧纹变浅，伸舌居中，无肢体运动障碍，脑CT检查无异常，诊断为面神经麻痹（面瘫）。辨证为风痰阻络、经络不利，拟大温胆汤加减。

处方：天麻15g，钩藤20g，陈皮10g，葛根20g，黄芩20g，竹茹15g，法半夏5g，枳壳6g，茯苓20g，蝉蜕3g，防风10g。

二诊：患者数周后复查，之前症状及口眼歪斜均有改善，予上方加全蝎5g、地龙10g。

患者连续服用数周或随症进行加减，1个月左右恢复正常。

## 案四

患者，女，52岁。因"慢性乳突炎1周"就诊。

患者既往有慢性中耳炎，反复急性发作，每次发作时耳道内疼痛、流脓性分泌物。2年前，曾中耳炎发作，左耳内疼痛及耳后疼痛，经CT检查，诊断为慢性化脓性乳突炎，入住某医院耳鼻喉科，行乳突切开清技术。近期因中耳炎发作及耳后疼痛再次入院检查，诊断为慢性乳突炎，因曾做过手术，该部位颅骨板皮薄，有向脑部发展的可能，但又不宜再做手术，只采取抗菌等保守疗法，效果不显，可能是细菌产生耐药性以及该部位药物难以到达，出院后，来我院门诊求治。检查见患者一般情况可，观察外耳道未见红肿及分泌物，耳背后乳突部外自觉有疼痛感，但无明显触压痛，考虑到本案患者无明显肝经湿热症状，但该部位属肝经循行部位，拟龙胆泻肝汤加减。

处方：龙胆草8g，黄芩15g，栀子8g，柴胡5g，生地黄20g，牡丹皮10g，泽泻10g，甘草5g。

二诊：患者服上方1周后复查，患者自觉乳突部位疼痛缓解，考虑到上方苦寒之品居多，且经长期治疗后体质较虚弱，故于原方中去栀子，加黄芪20g，间或于原方中交替使用蒲公英、鱼腥草、黄蜀葵等。

三诊：患者治疗数月后，自觉症状消失，复查CT示病灶无加重迹象。后按原方加减服药半年以上，至今已过数年，间断于门诊治疗，至今数年未见复发。

## 案五

某男，54岁。因"口腔内口水滚动伴左侧颞颌部不适2天"就诊。

患者自诉口腔内有口水滚动，白天为甚，常吐泡沫，不渴，左侧颞颌部不适，咀嚼功能较右侧差，检查左侧耳垂四周较右侧明显肿大，诊断为慢性胰腺炎。考虑到累及颞颌部为足厥阴肝经所过，辨为肝寒气滞，以吴茱萸汤加减。

处方：吴茱萸3g，党参20g，柴胡10g，蒲公英20g，生姜15g，红参5g，川黄连3g，甘草5g。

二诊：患者连服上方7剂，口涎有所减少。按原方加白术15g、法半夏5g，以健脾燥湿。

三诊：患者口涎逐渐减少。以苍术易白术，加薏苡仁20g、细辛3g。取慢性病缓治之法。

后随访，患者调理数月，前症完全消失。

# 第十四章　其他病证

## 案一

某女，17岁，高中二年级学生。因"遗尿10年"就诊。

患者自述自幼有遗尿史，家长不予重视，因高二时要求学生住校，并且准备出国留学，由朋友介绍求治，检查时见患者一般情况良好，面色稍苍白，消瘦，B超检查肾、输尿管、膀胱无异常，尿常规检查无异常，每晚遗尿1～2次，多时3次，常发生于午夜及天亮前。诊断为习惯性遗尿，证属肾阴不足，拟六味地黄汤加覆盆子、淫羊藿、桑椹、太子参、麻黄之类。

患者服药后，遗尿次数减少，渐至自行起来排尿。之后治疗数月，遗尿现象已消失，后出国留学。

按语：小儿出生后头几个月内排尿纯属反射性，5～6个月后条件反射逐渐形成，1岁至1岁半可养成主动控制排尿的能力。遗尿指5岁以上的小儿不能自主控制排尿，经常睡中小便自遗，醒后方觉的一种病证。其病因多样，包括控制排尿能力延迟成熟、夜间抗利尿激素分泌不足、精神心理因素、尿道炎症、环境因素等。本病男孩较女孩多见，常有家族遗传史，尿常规检查无异常，无神经系统、泌尿系统疾病，部分患儿腰骶部X线正位片可见隐性脊柱裂。轻者数日1次，重者可一夜数次。随着患儿年龄增长，可产生自卑感，影响身心健康。此外，临床还可见到精神病患者服用氯氮平引起遗尿的案例。目前西医学对本病无较好的治疗方法。

中医学认为本病主要病因为肾气不固、肺脾气虚、肝经湿热。六味地黄丸加减应用于肾气不固引起的遗尿效果较好，其病机为肾气不足，下元虚冷，不能约束膀胱而发生遗尿。张景岳云："凡睡中遗溺者，此必下元虚寒，所以不固。"治疗以补益肾气为主，佐以固涩小便。临症加减一般为，伴盗汗者，加五味子2g、黄芪5g；脾虚食欲缺乏者，加苍术5g、薏苡仁15g、鸡内金5g。

## 案二

某男，20岁。因"尿量增多半日"就诊。

患者因车祸致脑挫裂伤、丘脑损伤，手术后患者出现功能低下状态，出现尿崩，每小时尿量800～1000mL，为严重的低钠低氯电解质紊乱。反复使用垂体后叶激素，效果不佳，结合中医辨证。此乃真武汤证，予真武汤加减，每天2剂。

患者服药3天后，在未使用垂体后叶激素的前提下，患者尿量逐渐减少。1周后，患者尿量转为正常。

按语：水肿病与尿崩症在症状角度似乎截然相反，其西医学的病理机制也完全不同。但从中医学角度来看，此两种疾病症状虽然不同，但病机却相同，均可以归纳为"水气病"范畴。胡希恕认为《金匮要略》中有4篇，即奔豚气病脉证治第八、痰饮咳嗽病脉证并治第十二、消渴小便不利淋病脉证并治第十三、水气病脉证并治第十四，都应属于广义水气病范畴。方以真武汤温阳助肾，布化水气。方中桑螵蛸、五倍子涩尿止淋；合入菟丝子温补肾阳，且药味平和；桂枝助阳化气；升麻升阳举陷，沟通上下；大量茯苓"通因通用"，寓升于降。

## 案三

胡某，女，52岁。就诊日期：2017年6月19日。

患者右肺上叶肺癌术后3个月，呼吸气促，时有咳嗽，痰黏白，易感冒，头痛，口苦，胃纳，睡眠一般，大便正常，舌淡，苔白，脉缓。

中医诊断：肺积术后（中气下陷，肺气不足证）。

处方：补中益气汤加减。

黄芪20g，人参10g，甘草5g，陈皮5g，升麻5g，白术10g，五味子5g，浙贝母10g，半枝莲20g，白花蛇舌草20g，牡蛎30g（先煎），红景天10g，北柴胡5g。15剂，水煎服。

二诊：患者头痛消失，不易感冒，平静时无呼吸困难，上楼有气紧感，咳嗽减少，痰黄，舌脉象同前。辨证为肺脾两虚证。

处方：守上方去黄芪、人参、陈皮、升麻，加黄芩、化橘红、鸡血藤，以清热化痰，活血通络。20剂。

三诊：患者呼吸气紧明显好转，无咳嗽、口苦、痰黄好转，手术后右背部发紧，大便软，一日3次。

处方：守上方随症加减。稍气紧时，加桔梗、五指毛桃、黄芪、党参；痰多时，加化橘红、陈皮化痰理气；睡眠欠佳时，加酸枣红、五味子；双手麻痹时，加鸡血藤、首乌藤、桑寄生以补益肝肾。

患者总诊51次，历时1年零16天，病情虽有反复，但经过诊治后均缓解。

按语：四诊合参，本案患者为肺积术后，属中气下陷、肺气不足证，拟补中益气为法，选补中益气汤加减，起补中益气、升阳举陷之功。中医治疗肿瘤之法有多种，但是辨证选方最为重要。现代药理研究发现，补中益气汤可以调节机体免疫功能，延长动物存活时间。提示在临床上使用抗肿瘤化疗药物时，配合应用本方，可提高疗效，降低化疗药物毒副反应。此外，目前对带瘤生存以及带瘤期也要求高质量生活，因此本案充分考虑患者的不适症状加用红景天、北柴胡。二诊时，患者头痛消失，不易感冒，平静时无呼吸困难，咳嗽减少，生活质量明显改善，见痰黄即去黄芪、人参、陈皮、升麻，加黄芩、化橘红、鸡血藤，以清热化痰，活血通络。

## 案四

章某，男，27岁。因"开颅术后失语、反复发热2周"就诊。

患者于2周前因外伤致意识障碍，头痛，头晕，伴呕吐胃内容物多次，无四肢抽搐、腹痛、二便失禁等症，被送往当地医院就诊。CT检查结果示左侧顶部硬膜外血肿（出血量约55mL），急诊科医生行开颅探查血肿清除术，术后3天出现发热、失语，后转来我院就诊。会诊时见患者神志清，发热，失语，头痛，头晕，恶心，呕吐，无肢体抽搐，二便尚可。舌红，苔薄白腻，脉滑数。神志清楚，检查合作，对答不切题，时间、地点、人物定向力完整，理解力、记忆力、计算力下降，言语不流利。伸舌偏左，未见舌肌萎缩及肌束颤动。双侧肢体痛触觉对称正常；双侧肢体肌力、肌张力正常，未见肌肉萎缩及肌束颤动。

西医诊断：颅脑损伤开颅术后；颅内感染？

中医诊断：头部内伤；脑痈（痰热郁结，瘀血痹阻证）。

治法：清热化痰，祛瘀止痛。

处方：天麻15g，钩藤15g，石菖蒲15g，毛冬青20g，赤芍15g，益母草15g，虎杖15g，牡丹皮15g，山楂10g，土鳖虫10g，黄芩15g，甘草10g。

上方加清水500mL，煎30分钟，取汁200mL，温服，日1剂。

按语：本病因头部遭受直接暴力所致，脑外伤后瘀血不散，血瘀阻络，急诊科医生开颅清除血肿，血肿清除后患者发热，头痛仍剧，并出现语言不利，目前以发热、失语、头痛、头晕、恶心、呕吐为主要表现。舌红脉滑数，为痰热表现，本例为"痰热郁结、瘀血痹阻"之证，治疗宜清热化痰、祛瘀止痛。方中钩藤、虎杖、黄芩、牡丹皮、赤芍清热化痰；土鳖虫、毛冬青祛瘀通络；天麻、石菖蒲开窍醒脑；山楂健脾消食。

## 案五

某男，50岁。以"左下肢疼痛，入夜后疼痛加剧1个月"就诊。

患者因左下肢疼痛，入夜后疼痛加剧，曾注射镇痛剂，经检查发现左下肢腘动脉、股浅动脉、股深动脉等多条血管病变，病变高达70%以上，部分动脉完全闭塞。患者先后在澳门、香港、深圳、广州等地治疗，无明显效果，经友人介绍来我院就诊。患者一般情况好，在外单位作免疫相关检查诊断为干燥综合征、血管闭塞性脉管炎，有间歇性跛行，足温基本正常，可触及足背动脉，但足趾温度稍低，病情属Ⅰ期与Ⅱ期之间，血虚寒凝致瘀，属痹证中的痛痹，拟温经散寒，活血通络为法，以当归四逆汤加味。

处方：当归15g，桂枝12g，赤芍20g，川芎5g，附子10g，葛根30g，细辛5g，毛冬青50g，甘草5g。

二诊：1周后复诊，患者自诉服中药后，下肢偶有疼痛，但已停用镇痛剂，继用原方，其后每周复诊1次。

三诊：患者疼痛逐渐减轻，间或随病情稍作调整，如加用桃仁、红花、地龙之类。数月后诸症消失，股动脉 CT 扫描示原狭窄血管现有不同程度改善，改为每周服药 2～3 剂。

按语：当归四逆汤是中医治疗脉管炎的一个名方，它出自《伤寒论》，"手足厥寒，脉细欲绝者，当归四逆汤主之"。当归四逆汤组成为当归、桂枝、芍药、细辛、炙甘草、通草、大枣，共七味药，是桂枝汤去生姜，加当归、细辛、通草 3 味而成。功效为温经散寒，养血通脉。主治血虚寒厥证。手足厥寒，或腰、股、腿、足、肩臂疼痛，口不渴，舌淡苔白，脉沉细或细而欲绝。

## 案六

某女，24 岁。因"手足发凉，以双手为甚 3 年"就诊。

患者自述长期手足发凉，尤以双手为甚，指端发凉，甲床现青紫色，每于冬季加重，双手多处冻疮，部分溃烂。检查一般情况好，无特殊不适，但双手指端发凉，指甲现青紫色，证属寒滞经脉，拟温经行血之法，以当归四逆汤加减。

处方：当归 15g，桂枝 15g，赤芍 20g，川芎 5g，毛冬青 30g，细辛 5g，熟地 20g，干姜 5g，甘草 5g。

二诊：服药 1 周后，患者自觉指端温暖，此时接近冬令，患者除感指端发凉外，常感指端疼痛，日夜需戴双重手套，根据"气为血帅"的理论，采取补气行血之法，于原方中加黄芪 20g、党参 20g。患者服药后自觉身体冰冷，方中桂枝换成肉桂，双手始有温暖感觉，是年冬天，未生冻疮。

按语："四逆"一词，亦称厥逆，《伤寒论》中言"凡厥者，阴阳气不相顺接，便为厥，厥者，手足逆冷是也"。厥逆与厥证相关，但不是同一种病证。厥证指突然昏倒、不省人事之类病证，如《内经》中有寒厥、热厥，后世有气厥、血厥、痰厥、尸厥等各种厥证，其病机都与气机逆乱有关，其共同症状都有意识障碍或丧失，或有四肢厥冷，这一点与"四逆证"相同。但四逆证主要是指四肢不温，未必有意识昏迷的症状。

《伤寒论》中有 3 类证候与四逆之证有关：一是少阴阳虚阴盛的

四逆汤证，其证是因寒邪入里，或心肾阳微，寒自内生，阳气被抑不能达于四肢而出现四肢厥冷、脉微欲绝之症，病变的重心在心、肾二脏。二是本条当归四逆汤证，由于营血不足，寒邪阻滞，经脉不利，阳气不能外达，导致四肢厥冷，病变的重点在经脉与血运。三是四逆散证，虽然也属少阴四逆，但所引证候并无阴盛阳虚之证，所用药物柴胡、芍药、枳实、甘草也是温阳散寒之品，故知不是所谓四逆证，而是阳气内郁，气机被郁，阳气不能外达。故一般认为四逆散证主要是阳气被郁，不能达于四肢，并非由于阳气衰微，阴寒内盛，或寒凝经脉所致的四逆证。

### 案七

某男，60岁。因"左下肢浮肿、活动受限3个月"前来就诊。

患者自述因左下肢单肢浮肿，疼痛，活动受限，在多家综合性医院检查治疗，诊断为坐骨神经痛，但治疗效果不佳。数月来病情加重，左下肢肿胀甚。检查时见患者左下肢跛行，浮肿二度，左下肢轻度浮肿，初步考虑为左下肢肾静脉血栓形成，作B超检查，发现腹内肾静脉等多条静脉狭窄达70%~75%，左下肢与血管有轻度狭窄，中医诊断为脉瘤，证属瘀阻脉络，拟当归四逆汤加减。

处方：当归15g，芍药20g，桂枝10g，细辛3g，丹参20g，川芎5g，桃仁15g，生地20g，苦参30g，甘草3g。

二诊：服上药数周后复查，症状减轻，仍原方加减，间或加红花、丹参、怀牛膝、黄芪。治疗数周后，疾病明显减轻，左下肢浮肿减弱。治疗半年以上，病情消失，B超复查多条静脉通畅，目前仍在治疗中。

### 案八

何某，女，54岁。

主诉：右眼睑不自主跳动1年，加重伴右侧颜面疼痛4个月。

现病史：1年前右眼睑不自主跳动，4个月前右侧颜面疼痛。口服药物不良反应大，针灸效果不明显。2018年11月17日复诊右侧颜面疼痛减轻，右眼睑不自主跳动加重，右嘴角抽搐。2018年11月

30日针灸科复诊，右侧颜面疼痛加重。无头痛，恶心呕吐，无腰痛，无咳嗽咳痰，二便正常，舌暗红，苔白腻，脉弦。

体格检查：右眼睑不自主跳动，右侧颜面触痛明显，扳机点明显。

西医诊断：右侧三叉神经痛；右侧面肌痉挛。

中医诊断：面风痛；面抽（风痰上扰夹瘀证）。

处方：法半夏10g，白术10g，天麻10g，蒸陈皮5g，泽泻10g，丹参20g，川芎10g，甘草5g，北柴胡5g，白芷10g，姜僵蚕10g，荆芥穗10g（后下），细辛5g。

上方加水800mL，煎至400mL，温服，每天2次。

二诊：患者服药后右侧颜面疼痛基本消失，右眼睑不自主跳动明显减轻，右嘴角无抽搐。

按语：面痛是以眼、面颊部出现放射性、烧灼样抽掣疼痛为主症的病证，又称"面风痛""面颊痛"。多发于40岁以上，女性多见。其发生与外感邪气、情志不调、外伤等因素有关。本病病位在面部，与手、足三阳经密切相关。基本病机是气血阻滞，不通则痛。本病相当于西医学的三叉神经痛，是临床上典型的神经痛。三叉神经分眼支（第1支）、上颌支（第2支）和下颌支（第3支），第2支、第3支同时发病者多见。

患者年逾五十，正气渐虚，风寒外邪乘虚而入，故见右眼睑不自主跳动；日久风痰夹瘀，故右眼睑不自主跳动加重伴右侧颜面疼痛；舌暗红，苔白腻，脉弦为风痰夹瘀上扰之证，故以半夏白术天麻汤加减，7剂即获效。